Vom Schattenweg ins Licht

Roland Kolb

Vom Schattenweg ins Licht

Wolfbach

Erstausgabe 2020
Erschienen im Wolfbach Verlag, Basel, Zürich, Roßdorf
eine Marke der Sentovision GmbH
www.wolfbach-verlag.ch
Alle Rechte vorbehalten
Copyright © 2019 Wolfbach Verlag, Basel, Zürich, Roßdorf

Gesamtgestaltung/Herstellung: FontFront.com
Vertrieb durch Synergia Auslieferung
www.synergia-auslieferung.de
Printed in EU
ISBN: 978-3-906929-27-9

Bibliografische Information der Deutschen Bibliothek
Die Deutsche Bibliothek verzeichnet diese Publikation in der deutschen Nationalbibliografie;
detaillierte bibliografische Daten sind im Internet unter http://dnb.de abrufbar.

Inhaltsverzeichnis

Vorwort

Wann immer sich in meiner Kindheit die Gelegenheit bot, tauchte ich ein in eine Traumwelt. Vor allem dann, wenn ich schon tagsüber zur Strafe in meinem Bett im Kinderzimmer zu bleiben hatte, wo die Rollläden den Raum verdunkelten. Dann flüchtete ich mich in das, was mir blieb – die Welt meiner Gedanken. Durch sie gelang es mir meinen Körper seelisch zu verlassen und damit auch dem Druck und der Enge der elterlichen Wohnung zu entfliehen.

Ich flog hinaus in die Natur – über die Wiesen bis in den Wald – in das Land von Peter Pan, dem kleinen rebellischen Jungen, der niemals erwachsen wurde. In seiner Welt gab es Elfen, Feen und wunderbare Pflanzen, die sich in den buntesten Farben zeigten. Eine atemberaubende Natur, die unglaublich viel Schönheit bot und ich war mittendrin in dieser abenteuerlichen Fantasiewelt. Hier fühlte ich mich sicher und geborgen – etwas, was mir im realen Leben meiner Kindheit oft verwehrt blieb.

In meiner Welt musste man nur an etwas Schönes glauben, damit es passierte. Diese Vorstellung beseelte mich. Sie rettete mir damals das Leben, weil es mir half diesen enormen Schmerz in mir – den Schmerz meiner Seele – nicht zu spüren, nicht mehr ertragen zu müssen.

Ich war ein willensstarker Junge in dessen Blick schon frühzeitig eine Traurigkeit Einzug hielt, die sich für lange Zeit darin festsetzen würde. Und dennoch habe ich damals noch nicht geahnt, welche unglaublichen Höhen und grausamen Tiefen auf meinen Lebensweg vor mir liegen würden. Und schon gar nicht hätte ich geglaubt, dass mein Weg mich dort hinführen würde, wo ich heute bin.

Blickwinkel

Ich habe viele Jahre meines Lebens damit verbracht mich als Opfer zu fühlen und jene Menschen zu verurteilen, die in meiner Kindheit und in meinem späteren Leben in mir seelische Wunden und Traumata ausgelöst haben. Dass ich damit die Verantwortung für mein Leben und für die darin stattfindenden Ereignisse an andere abgegeben habe, war mir nicht bewusst. Ich hatte mich in meinem Denken und Fühlen in der Rolle des ausgelieferten Opfers eingerichtet, weil sie mir lange Zeit diente. Es war bequem zu klagen und mich als machtlos und handlungsunfähig zu sehen. Doch durch mein Verstecken hinter dieser Haltung wurde der dahinterliegende Seelenschmerz in mir keineswegs weniger. Im Gegenteil, er verstärkte sich auf unerträgliche Weise.

In mir staute sich unbändige Wut und ich entwickelte mich zum ungeliebten Rebell, was viel Kraft kostete, weil ich mich dadurch weiteren unzähligen schmerzhaften Erfahrungen aussetzte. Schließlich wurde das Leiden in mir so groß, dass mir beinahe keine andere Wahl blieb, als das, was da aus den Tiefen meiner Seele an Gefühlen hoch kommen wollte, anzuschauen. Es schien so unabänderlich, dass ich Schritt für Schritt begann mich dem zu stellen, was da ist. Das war der Anfang meines Weges vom Schatten des Opferdaseins ins helle Licht.

Es kommt vor, dass Menschen, die meine Lebensgeschichte hören, vermuten, dass aus dieser extremen Erlebnisachterbahn ein hoffnungsloser und seelisch zerbrochener Mann hervorgeht, weil aus ihrer Sicht meine Erfahrungen nur schwer zu ertragen sein können. Doch ich kann heute sagen, dass die leidvollen Erlebnisse, die ich als Kind mit meinen Eltern und später mit vielen anderen Menschen gemacht habe, zu meinem Leben gehören. Ich kann all das Geschehene heute annehmen und in Liebe zu mir selbst sagen, dass alles seinen Sinn hatte. Das ist möglich, weil in mir Heilung stattgefunden hat. Rückblickend zu diesen Erfahrungen bin ich heute kein Opfer mehr, sondern ein Mensch, der sich dessen bewusst ist, dass er Schöpfer seines täglichen Lebens ist. Ich habe erkannt, welche Kraft und welche

Möglichkeiten in dieser Erkenntnis liegen. Daher kann ich heute von mir sagen, dass ich ein zufriedener und handlungsfähiger Mensch bin. Dieses Bewusstsein zu erreichen, ist kein Hexenwerk.

Jeder von uns hat die Chance zu jeder Zeit in seinem Leben etwas zu verändern, egal wie ausweglos, problembelastet oder anstrengend die Lebensbedingungen gerade sind. Jeder kann in seine Kraft kommen, um seinem Leben eine neue Richtung zu geben und in seinem Dasein einen tieferen Sinn zu finden.

Ich lade euch ein zu lesen und mit mir zu spüren, dass es sich lohnt, die Dinge anzuschauen und zu verändern. Meinen Weg erzähle ich von Herzen in diesem Buch.

Danke an Väter und Mutter

Alles beginnt mit einem Gefühl

Was wäre das Leben ohne Gefühle?

Gefühle sind für mich alles, weil sie mir zeigen, dass ich am Leben bin. All das, was wir täglich tun und wie wir es bewerten, ist von Gefühlen gesteuert. Durch dieses lebendige Wahrnehmen und Fühlen kommt eine enorme Energie in mir ins fließen. Jeder von uns nimmt auf seine eigene Weise im Laufe seines Lebens eine Achterbahn seiner schönen und weniger schönen Gefühle wahr. Das ist ein Geschenk, auch wenn wir das nicht immer als solches erkennen.

Auch mein Leben hatte seinen Ursprung in einem Gefühl, noch weit bevor ich geboren wurde. Es war das Gefühl, dass meine Mutter und mein Vater füreinander empfanden, als sie sich Mitte der 60er zum ersten Mal begegneten. Beide fühlten sich von einer jugendlichen Neugier zu einander hingezogen, die von einer enormen Unerfahrenheit begleitet war.

Mein Vater war damals Musiker in einer Band und stand jedes Wochenende auf einer Bühne und dennoch bezeichnet er sich rückblickend als schüchtern. Dass meine Mutter als hübsches junges Mädchen selbstbewusst und offensiv begann sich für ihn zu interessierten, schmeichelte ihm, weil er sich nie hätte getraut sie anzusprechen. Rückblickend jedoch bewertet mein Vater es eher aus einem Blickwinkel des Mangels, in dem er glaubt, dass nicht er es war, für den sie sich damals interessierte, sondern dass meine Mutter eher ein materielles Interesse hegte und ihn als eine gute Partie als Erbe eines mittelständigen Familienunternehmens sah. Was auch immer die Beweggründe meiner Eltern waren ein Paar zu werden, ihre Gefühle füreinander hatten Folgen und zwar für mich und mein Leben. Beide waren damals jung und unerfahren. So wurde meine Mutter nur wenige Monate später schwanger, was dazu führte, dass mein Vater sich genötigt sah, sie aus Anstand und Pflichtgefühl zu heiraten. Vermutlich trug auch der moralische Druck der jeweiligen Familien dazu bei. Aus den zahlreichen Erzählungen meiner Eltern schließe ich, dass es damals weder bei meinem Vater noch bei meiner Mutter wahre Liebe war, weil zwischen den beiden mit dem Herzen kaum eine Begegnung stattgefunden hat.

Schon bald bekamen sie ihren ersten Sohn, meinen Bruder. Und nur zehn Monate später wurde ich geboren. Ich war kein gewolltes Kind, sondern ich war ein Verhütungsfehler, was mir meine Mutter hin und wieder unsanft zu verstehen gab und was mein kindliches Herz zunehmend verschloss. Es führte schon frühzeitig dazu, dass ich mich oft überflüssig und wertlos fühlte. Wenn man weiß, dass man gar nicht gewollt ist, dann stellt man sich selbst die Frage: *„Was will ich hier auf der Erde?"*

Heute weiß ich, dass es eine Stärke ist, gegen den Willen meiner Mutter zur Empfängnis, sich dennoch als schnellstes Spermium durchgesetzt zu haben. Ich habe geschafft, was Millionen Samenzellen, die mit mir unterwegs waren, nicht geschafft haben. Ich bin ein Gewinner. Ein gutes Gefühl. Dieses Erfolges bin ich mir heute mit allen Zellen meines Körpers bewusst und das allein erschafft in mir bereits Momenten, die angefüllt sind mit Glücksgefühlen.

Meine Mutter war sich in ihren jungen Lebensjahren ihres Glücks vermutlich nicht bewusst, denn sie wirkte nur selten entspannt. Als Anfang Zwanzigjährige, Mutter von zwei Kleinkindern zu sein, bedeutete für sie eine Belastung. Dennoch kam nur elf Monate später ihr drittes Kind zur Welt, meine Schwester. So war sie im Alter von 23 Jahren dreifache Mutter. Man kann sich gut vorstellen, wie wenig Zeit für gute gemeinsame Gefühle meinen Eltern da blieb. Diese Lebensumstände, die sie sich damals geschaffen haben, lassen leicht erahnen, welcher enormen Herausforderung sie als Paar ausgesetzt waren.

Während mein Vater im elterlichen Betrieb mitarbeitete, versorgte meine Mutter zuhause uns Kinder. Dass die Verbindung meiner Eltern höchstens auf dem Gefühl einer kurzzeitigen Verliebtheit aufgebaut war, sollte sich schon bald rächen.

Es kam, wie es kommen musste. Meine Mutter sehnte ich nach einem anderen Leben und lernte einen neuen Mann kennen, einen sechs Jahre jüngeren Bankangestellten. Ein eloquenter Anzugträger, der es beherrschte Menschen im Gespräch für sich zu gewinnen. Zudem präsentierte er einen Lebensstil, der meine Mutter damals anzog und ihre Sehnsüchte bediente. Die beiden verliebten sich heftig ineinander. Und so kam es, dass sich meine Mutter für diesen Mann entschied und sich spontan von meinem Vater trennte. So wurde mein Vater von einem Tag auf den anderen aus der gemeinsamen Wohnung vor die Tür gesetzt. Die Ehe meiner Eltern war nach nur drei Jahren gescheitert. So gab es plötzlich nicht nur für meine Mutter einen neuen Mann, sondern auch im Leben von uns Kindern. Mein Stiefvater trat in mein Leben. Ich ahnte damals natürlich noch nicht, welchen tiefschürfenden Einfluss er auf mich und meine Geschwister haben würde, verbunden mit einer Menge schmerzhafter Gefühle.

Von nun an wohnten wir drei Kinder zusammen mit unserer Mutter und einem Stiefvater in einer Vier-Zimmer Wohnung. Meine jüngere Schwester, mein älterer Bruder und ich teilten uns dort viele Jahre ein Kinderzimmer, in dem gerademal drei Betten und ein gemeinsamer Schrank Platz hatten. Der versprochene Wohlstand, den sich meine Mutter von diesem neuen Mann erhofft hatte, war noch nicht eingetreten.

Der Verlassene – mein leiblicher Vater – fühlte sich als hilfloses Opfer der Trennungssituation und benahm sich auch so. Er empfand sich als machtlos gegenüber der zunehmenden Bestrebungen meiner Mutter, ihm den Kontakt zu uns Kindern zu untersagen. Anfangs kam er noch regelmäßig zu Besuch und verbrachte auch Weihnachten mit uns. Doch wir Kinder wussten nicht, dass es sich dabei um unseren Vater handelt. Er wurde uns immer als Onkel vorgestellt und mein Vater ließ das mit sich machen. Wie muss er sich damals gefühlt haben? Resigniert und verzweifelt. Sein ohnehin schwaches Selbstwertgefühl hatte einen enormen Einbruch erlitten. Nur ein einziges Mal meldeten sich seine Rebelliosgefühle durch eine Kurzschlusshandlung, in denen er plötzlich vor der Tür unserer Wohnung stand und meiner Mutter und ihrem neuen Partner körperliche Gewalt androhte. Er verhielt sich dabei so impulsiv, dass die Nachbarn überlegten die Polizei zu holen. Doch letztendlich verhinderte es ihr kollektives Schamgefühl, dass sie es taten. Und so halfen die Nachbarn eher dabei meinen Vater zu beruhigen und unverrichteter Dinge wieder nachhause zu schicken, als ihn in seinem Gefühl zu bestärken, zu uns Kindern vorzudringen. Was für ein Dilemma.

Heute erkennt mein Vater, dass er sich damals mit dem Gefühl, das Opfer zu sein, arrangiert hatte. Es war für ihn bequem und ein Schutz seines Selbstwertes, weil er die Schuld an der Situation bei anderen suchen konnte. Er machte sich damit klein und handlungsunfähig. Und genau dieses Verhaltensmuster von ihm lebte ich unbewusst als junger Erwachsener weiter. Obwohl ich im Alltag nicht unmittelbar mit ihm aufgewachsen bin, hatte ich dennoch dieses Muster von ihm übernommen. Es ist ein Karma, eine energetische Verbindung, die das bewirken kann.

Zudem dachte mein Vater, dass der neue Partner an der Seite meiner Mutter für uns Kinder und auch für seine Exfrau der bessere Mann wäre. Er zweifelte sozusagen an sich selbst und seinen Fähigkeiten ein guter Vater zu sein, der für eine Familie sorgen konnte. Doch wenn er selbst nicht an seine Stärke glaubte, wer hätte es sonst für ihn tun sollen? Mein Vater lebte jahrelang in dem Gefühl, dass es uns Kindern bei diesem Stiefvater sehr gut geht. Ein fataler Irrglaube mit verheerenden Auswirkungen seiner gelebten Opferhaltung.

Rückblickend war es eine Flut von Gefühlen und Ereignissen im damaligen Leben meiner Eltern, die letztendlich dazu führten, dass meine Geschwister und ich den Grundstein für eine Kindheit gelegt bekamen, die sich folgenschwer für uns auswirkte und alles andere, als angenehm war.

Mutter und Väter meiner Kindheit

Die Geschichte meiner Vorfahren – meiner Ahnen – ist auch meine Geschichte, weil darin Verhaltensmuster deutlich werden, die sich in meiner Familie Generation um Generation wiederholen. Es sind Muster, die Wunden und Schmerz hervorbringen und die danach rufen erkannt und transformiert zu werden.

Die Väter meiner Kindheit

Wie bereits erwähnt, hat mir dieses Leben gleich zwei Väter geschenkt. Beide Väter haben mich geprägt und dienten dazu meine Lektionen zu lernen. Es spielt dabei keine Rolle, ob Elternteile in der Kindheit anwesend sind oder nicht. Ihre Energien haben dennoch eine Wirkung.

Mein leiblicher Vater wurde als erstes und einziges Kind meiner Oma in den Nachkriegswirren geboren. Meine Oma war damals gerade siebzehn Jahre und als sudetendeutsches Mädchen in Tschechien in einem Besatzungslager interniert, wo sie zusammen mit anderen Frauen von mehreren Aufsehern und Soldaten brutal vergewaltigt wurde. Meine Oma erlebte dort eine grauenvolle Zeit und gleichzeitig gab es dort eine Art Beziehung zwischen ihr und einem älteren Major, von dem sie schwanger wurde. Dass dieser Mann der Erzeuger meines Vaters war, stellte sich erst einige Jahre später heraus, als die tschechische Regierung für eine lückenlose Aufklärung der Vergewaltigungen in diesem Lager sorgte und es jenen jungen Frauen, die in dieser Zeit schwanger wurden, ermöglichte durch einen Vaterschaftstest zu erfahren, welcher der Vergewaltiger der jeweilige Erzeuger, der daraus entstanden Kinder ist. Und so erhielt auch meine Oma dadurch die Gewissheit, dass dieser tschechische Major aus dem Lager der Vater ihres Kindes ist.

Wie muss sich meine Oma damals gefühlt haben, blutjung, mit einem Kind von einem Mann, den sie unter diesen Umständen kennengelernt hatte? Und welche Botschaft hatte sich in den Zellen meines Vaters bereits damals verankert, nachdem sein Leben unter diesen Voraussetzungen begann? Eine davon war wohl jene, dass er als uneheliches Kind seiner Mutter eigentlich nicht da sein sollte.

Glücklicherweise wurde meine Oma damals von ihrer Familie nicht im Stich gelassen. Als Vertriebene kam sie mit ihrem kleinen Sohn, mit ihrem Bruder, ihrer Halbschwester und zusammen mit ihrer Mutter nach dem Zweiten Weltkrieg nach Deutschland in meinen heutigen Heimatort. Und dort lernte sie, ihren um einige Jahre jüngeren, zukünftigen Ehemann kennen.

Dieser Mann, der mein Stiefopa werden würde, war der jüngste von sechs Kindern, die allesamt früh mit dem Unfalltod des Vaters klar kommen mussten und somit ohne männliches Vorbild aufwuchsen. Zudem lernten sie schon früh für die verwitwete Mutter Verantwortung zu übernehmen und angepasst und fleißig zu sein. So übernahm er bereits in jungen Jahren eine eigene Tankstelle und ging damit ein hohes wirtschaftliches Risiko ein, was ihn vollkommen überforderte. Meine Oma entpuppte sich an seiner Seite als eine starke und geschäftstüchtige Person im männlichen Prinzip und wurde so zu einer perfekten Ergänzung für meinen Stiefopa. Als sie Anfang der 50er Jahre heirateten, war ihr mit in die Ehe gebrachter Sohn – mein Vater – bereits über sechs Jahre alt und sein zukünftiger Stiefvater war gerademal dreizehn Jahre älter. So war es vermutlich von Anfang an eine zum Scheitern verurteilte Vater-Sohn Konstellation, als mein Stiefopa versuchte, diesen Jungen als seinen Sohn zu akzeptieren und ihm ein starker Vater zu sein. Mein Vater wehrte sich bereits als kleiner Junge dagegen, diesen Mann „Vater" zu nennen, was zu einem Gerangel um Liebe, Aufmerksamkeit und Wertschätzung führte. So kam es nie zu einer rechtmäßigen Adoption und mein Vater trägt bis heute als Familiennamen den Mädchennamen seiner Mutter.

Obwohl mein Vater als kleiner Junge ahnte, dass der Mann seiner Mutter nicht sein Vater sein konnte, wurde es ihm offiziell nie gesagt. Auf Nachfragen erhielt er keine ehrliche Antwort und es wurde ihm wieder und wieder ausgeredet. Diese Erfahrung, dass man mit dem, was man spürt und fühlt, nicht ernst genommen und nicht gehört wird, sollte sich als Glaubenssatz und Muster zukünftig noch öfter in unserer Familie schmerzlich wiederholen, so auch bei mir. Als mein Vater fünfzehn Jahren alt war, eröffnete meine Oma ihm das lang gehütete Geheimnis, wer sein leiblicher Vater ist. Dieser Mann hatte eine Haftstrafe wegen Vergewaltigung abgesessen und danach eine eigene Familie gegründet. Mein Vater erfuhr, dass er einen jüngeren Halbbruder in Tschechien hat.

Als mein Vater etwas älter wurde, folgten Versuche der Begegnung und Versöhnung mit seinem Vater, indem er ihn und dessen Familie mehrmals in Tschechien besuchte. Doch die tschechische Ehefrau und die Halbgeschwister konnten mit der Situation kaum umgehen. Es gab zudem die Sprachbarriere, da sie nur wenig deutsch und mein Vater kein tschechisch sprachen. Zwischen den Halbgeschwistern gab es Spannungen und Neid und es fehlte von beiden Seiten die tatsächliche Bereitschaft diese ungewöhnliche Familienkonstellation anzunehmen sowie das gemeinsame Gefühl der Bindung zueinander. Sie blieben sich zeitlebens fremd.

Viele Jahre später, nachdem dieser leibliche Vater in Tschechien gestorben war, erschien er meinem Vater in einem sehr klaren Traum. Mein Vater hatte sich in seinem Denken mittlerweile etwas der Spiritualität geöffnet, was seine Bereitschaft für eine Begegnung in dieser Form erst ermöglichte. In dieser energetischen Zusammenkunft offenbarte ihm sein Vater sein schlechtes Gewissen darüber, wie er entstanden ist und bat um Vergebung für all das Geschehene. Ein bewegender Moment, in dem sie sich zum ersten Mal wirklich mit dem Herzen einander zuwendeten. In diesem Traum war es beiden möglich, das anzuerkennen und anzunehmen, was war und ist. Erst dadurch wurde ein Stück Versöhnung und Heilung möglich.

Meine Oma konnte durch die Verletzungen, die sie während der Vergewaltigungen im Lager erlitten hatte, keine weiteren Kinder bekommen und so wuchs mein Vater als Einzelkind auf. Materiell fehlte es ihm in der Kindheit an nichts, er wurde gefördert und bekam sogar Einzelunterricht im Klavier spielen, was in den fünfziger Jahren ein Privileg war. Doch es kam vollkommen anders, als es sich seine Eltern erhofften. Der einzige Sohn entwickelte sich leider nicht entsprechend der elterlichen Erwartungen. Er sollte die familieneigene Firma – ein Autohaus – verantwortungsbewusst übernehmen und weiterführen. Was von seinen Eltern gut gemeint war, wurde für meinen Vater zu einer schweren Bürde, denn statt sich für Autos zu interessieren, war er begabt für den kreativen Umgang mit Holz und wollte unbedingt Schreiner werden. Doch das blieb ihm verwehrt und mein Vater rebellierte. Aus Sicht der Eltern und Verwandten war das natürlich verachtenswert angesichts des Wohlstandes, den mein Vater genießen durfte. So galt er bald als missraten und undankbar. Doch der weitaus gewichtigere Grund für das unangepasste Verhalten meines Vaters in jungen Jahren war wohl die fehlende Liebe. Mein Vater spürte, dass weder seine Mutter, noch sein Stiefvater in der Lage waren ihm bedingungslose Zuneigung und Wertschätzung entgegen zu bringen. Beide Elternteile gaben das, zu dem sie damals in der Lage waren, doch für meinen Vater genügte das nicht, um sich von den Eltern angenommen zu fühlen. Es manifestierte sich zwischen ihm und seinen Eltern Hass, Lügen und Schuldzuweisungen.

Aufgewachsen mit einem Mangelgefühl von Verständnis und elterlicher Liebe, hatte mein Vater im Laufe seines Lebens kaum erfüllende Erfahrungen in Beziehungen zu Frauen. Lange nach der Trennung und Scheidung von meiner Mutter begegnete er zum wiederholten Mal einer Frau, bei der er, wie nicht anders zu erwarten, Lieblosigkeit erfuhr. Dennoch bekam er mit ihr ein Kind. So entstand meine Halbschwester. Doch auch diese zweite Ehe scheiterte nach nur kurzer Zeit und auch er war lange Zeit nicht bereit eine der Ursachen für diese schmerzhafte Wiederholung in der ungeklärten Beziehung zu seinem Stiefvater und zu seiner Mutter zu suchen.

Auch ich war jahrelang nicht in der Lage eine liebevolle Beziehung mit einer Frau einzugehen und dabei Nähe zuzulassen, was ich in einem anderen Kapitel erzähle. Auch hier sehe ich die Wiederholung eines Musters, das ich aus dem Leben meines Vaters übernommen habe.

Doch vorher möchte ich noch eine Parallele schildern, die sich für mich schmerzhaft wiederholte und nach Heilung schrie. So wie damals mein Vater, erfuhr auch ich erst als Jugendlicher von meinem leiblichen Vater. Auch ich hatte, so wie mein Vater, in meiner Kindheit, angetrieben von einer Ahnung, vehement bei meiner Mutter nachgefragt, warum ich nicht von Geburt an den gleichen Familiennamen trug, wie sie. Auch ich bekam lange keine Antwort. So wie damals mein Vater, ging auch ich zunächst unbewusst in Rebellion zu dem Stiefvater meiner Kindheit. Ich passte mich ihm nicht an, was zu enormen Spannungen zwischen ihm und mir führte. Und auch in mir schwellten unbändige Wut und Hass.

Und so kam jener Tag – ich war ungefähr zwölf Jahre alt – an dem meine Mutter und mein Stiefvater uns drei Geschwister an einen Tisch versammeln ließen, weil sie uns etwas zu sagen hatten. Die Art, wie sie das ankündigten, ließ nichts Gutes vermuten. Wir Geschwister wussten, dass meine Mutter wieder schwanger war. Sie erwartete ihr viertes Kind, unseren Stiefbruder. Vermutlich war das ein Anlass für meine Eltern klarere Verhältnisse zu schaffen. Im Beisein meines Stiefvaters begann meine Mutter ohne Umschweife, unsensibel und emotionslos diese schweren Sätze auszusprechen, die mir beinahe den Boden unter den Füßen wegzogen und bis heute in meinen Ohren klingen: *„Kinder, jetzt sagen wir euch, warum ihr nicht den gleichen Familiennamen habt, wie wir. Weil das nicht euer richtiger Vater ist. Euer Onkel, das ist euer richtiger Vater."*

Innerhalb weniger Sekunden spulten sich vor meinem inneren Auge tausende Bilder und Gedanken ab. Diese wenigen Worte meiner Mutter waren wie ein Narkosemittel, dass ich schmerzhaft in den Rücken geschossen bekam. Es war ein Schock. Von klein auf hatte ich gespürt, dass im Verhältnis zwischen dem Stiefvater und mir etwas nicht passte, nun hatte ich endlich die Antwort. In mir stiegen all der aufgestaute Hass und eine unbändige Wut auf, und in diesem Augenblick überrollten mich die Szenen der jahrelangen Misshandlung, die der Stiefvater uns Kindern zugefügt hatte, die Demütigungen, die wir über uns ergehen lassen mussten. Dass wir das alles ertragen haben, sollte umsonst gewesen sein, weil dieser Mann war nicht einmal unser Vater war? An einen Onkel, der mein richtiger Vater sein soll, erinnerte ich mich nur schwach. Wir hatten ihn viele Jahre nicht mehr gesehen. Auf Nachfrage bei meiner Mutter, wer dieser Onkel denn sei, ließ sie kein gutes Haar an ihm. Sie beschuldigte und verurteilte ihn als Versager und gab uns das Gefühl, dass er uns ablehnte und als Kleinkinder sogar umbringen wollte.

Im nächsten Moment verkündete meine Mutter uns, dass der Stiefvater uns drei Kinder nun adoptieren würde, damit wir den gleichen Namen tragen würden. Ich wusste, dass ich das nicht wollte, doch *„Nein!"* zu sagen, war unvorstellbar, weil die Angst vor Schlägen von viel zu groß war. Ich fühlte mich in diesem Moment vollkommen ohnmächtig.

Der Stiefvater meiner Kindheit war ein kleiner Mann mit einem ausgeprägten Geltungsbedürfnis. Er war geschickt mit Worten, prahlte gerne und legte viel Wert auf Äußerlichkeiten. Mit seinem Kleidungsstil, den ich als spießig empfand, passte er sich seinen jeweiligen Lebens- und Berufsumständen an. Anfangs arbeitete er bei einer Bank und lief entsprechend in Anzug herum, was meiner Mutter imponierte. Später wurde er Berufssoldat bei der Bundeswehr und auch dafür veränderte er seine äußere Hülle. Heute weiß ich, dass er nicht nur äußerlich, sondern auch innerlich klein war und versuchte nach außen sein Gefühl der Minderwertigkeit zu verstecken. Das war auch der Grund warum er beispielsweise während seiner Zeit bei der Bundeswehr mit uns Kinder im gleichen Kommandoton sprach, wie er es in der Arbeit praktizierte. Es war ein kalter Militärbefehlston und er wollte gleichzeitig nach außen eine Persönlichkeit darstellen, die er innerlich nicht war. Er war ein schwacher Mann und demonstrierte Stärke, indem er uns mit Kälte und Brutalität begegnete, die sich auch in sadistische Verhaltensweisen zeigten, die unsere Kindheit teilweise zur Hölle werden ließen. Wir drei minderjährigen Kinder waren für ihn wie geschaffen, um seine inneren Gefühle der Schwäche zu vertuschen und uns gegenüber Macht auszuüben.

Zudem wollte er mit seinem Tun den Bedürfnissen meiner Mutter gegenüber gerecht werden, indem er sie dabei unterstütze, uns zur Gehorsamkeit zu erziehen.

Die Mutter meiner Kindheit

Meine Mutter wurde 1947 als siebtes Kind ihrer Eltern geboren. Sie hatte neun Geschwister. Und so wie mein leiblicher Vater, erlebte auch meine Mutter in ihrer Kindheit Lieblosigkeit von Seiten ihrer Eltern. So wuchs sie, als einzige von ihren Geschwistern, bei ihren Großeltern auf, ohne jemals zu wissen weshalb. Es wird in der Familie vermutet, dass sie das Kind eines Seitensprungs ihrer Mutter war und daher vom Vater nicht gemocht und abgelehnt wurde. Ich denke, meine Mutter hat es nie gewagt bei ihrer Mutter nachzufragen, was an diesem Gerücht der Wahrheit entspricht. Was sich stattdessen in ihrem Lebenslauf zeigt, ist, dass ihr Verhältnis zu jenen Männern, mit denen sie eine Beziehung einging, stets schwierig war und bis heute mit Schmerz, Unterwerfung, Demütigung und Trennung verbunden ist. Das lässt vermuten, dass sie eine ungeklärte Beziehung zu ihrem Vater hat und dass sie das bis heute nicht als eine Ursache erkennen kann.

Meine Kindheitserinnerungen an meine Mutter sind die an eine eher abwesende Frau, weil sie entweder als Verkäuferin arbeiten ging oder im Haushalt beschäftigt war. Sie setzte sich unter Druck und lebte ein Muster des Perfektionismus. Das Essen musste pünktlich auf dem Tisch stehen, die Wohnung musste sauber und aufgeräumt sein und überhaupt sollte alles reibungslos funktionieren. Dass, was wir als Kinder an ihr genießen konnten, war, dass sie regelmäßig leckere Mahlzeiten für uns kochte, dass die Wäsche immer sauber im

Schrank lag und dass wir Feste und Feiertage vom Alltag unterscheiden lernten. Sie vermittelte uns damit eine gewisse Geborgenheit. Allerdings war dies bei meiner Mutter begleitet von einer großen emotionalen Unausgeglichenheit und mit enormen Stressgefühlen, was ich schon als Kind als sehr unangenehm empfand. Sie setzte sich und uns damit maßlos unter Druck, was all die erschaffene Geborgenheit häufig wieder zerstörte.

Heute sehe ich, dass meine Mutter, trotz ihrer alltäglichen Aufgaben und Belastungen, vom Leben immer wieder beschenkt wurde, in dem es Zeiten gab, wo es ihr materiell und emotional besonders gut ging. Doch sie sah diese Fülle nie und konnte sie nicht dankbar bejahend. Ihr Blick war stets auf den Mangel in ihrem Leben gerichtet, der neben all der Fülle immer zu finden ist, wenn man ihn, so wie sie, suchte. Natürlich zeigte sie auch manchmal Ausgeglichenheit und Freude, was jedoch die Ausnahme blieb. Meine primäre Wahrnehmung als Kind war, dass meine Mutter oft jammerte und schimpfte und sich in der Opferrolle befand. Ich hasste das an ihr und schwor mir, nie so zu werden wie sie. Und ich musste schmerzhaft lernen, dass ich in den ersten Jahren meines Erwachsenenlebens genau das wiederholte.

Es gab viele Alltagssituationen, in denen meine Mutter eine starke Frau verkörperte und wo sie uns Kindern gegenüber dominant auftrat. Doch wenn der Stiefvater anwesend war, mutierte sie zu einer schwachen Frau und wurde zum demütigen Opfer. Bei ihm machte sie sich klein. Sie ließ zu, dass er stets die wichtigen Entscheidungen traf. Wenn ich erlebte, wie mein Stiefvater meine Mutter herablassend und befehlshaberisch behandelte, empfand ich oft Mitleid mit ihr.

Meine Mutter benutze mich damals dafür, um ihren Frust über den Stiefvater loszuwerden. Ich hatte ein offenes Ohr, wenn sie über ihn schimpfte und übernahm dadurch unbewusst die Zuhörerrolle. Doch als Kind war ich damit überfordert, weil ich ihr nicht wirklich helfen konnte. Viele Jahre später, als ich selbst erste Beziehungen zu Frauen hatte, bemerkte ich, dass ich ein Muster entwickelt hatte, bei dem ich glaubte, für meine Freundinnen alle Widrigkeiten des Lebens übernehmen zu müssen. Ich hatte gelernt für Frauen da zu sein und sie zu retten. Lange Zeit waren die Frauen mit ihrer Bedürftigkeit im Mittelpunkt meines Lebens, nicht ich.

Ich sah mich als Kind von meiner Mutter nicht gesehen, zumindest nicht so, wie ich von ihr gerne gesehen werden wollte. Ich weiß nicht, ob ich damals für sie wichtig war, denn es hat mir in meiner Kindheit stets das Liebevolle an meiner Mutter gefehlt sowie das Gefühl der Nähe zu ihr. Ja, ich würde ihren Umgang mit mir eher als gefühllos und kalt bezeichnen. An ein Gefühl, wie es ist, gedrückt oder in den Arm genommen zu werden, erinnere ich mich nicht. Und umgekehrt kannte vermutlich meine Mutter dieses Gefühl auch nicht. Sie hatte es weder in ihrer Kindheit, noch in ihrer Ehe erlebt. Nie habe ich gesehen, dass sich meine Eltern vor uns Kinder umarmt haben.

Nach der Liebe meiner Mutter habe ich mich immer vergebens gesehnt. Es hagelte für mich eher Ohrfeigen, als herzliche Worte und Gesten. Das war der Ursprung dafür, dass diese Schläge und der damit verbundene Schmerz für mich zu einer Form der Zuwendung wurden, die mich ein Stück weit nährten. Körperkontakt durch Ohrfeigen!

So grausam es war, so hilfreich war es absurderweise für mein späteres Leben. Da es für mich als Kind nur schwer erschließbar war, warum und wann meine Mutter auf mich einschlug, entwickelte ich in dieser verunsichernden Notlage eine besondere Gabe. Ich bekam sehr feine Antennen für ihren Gemütszustand, was damals dazu diente mein seelisches Überleben zu sichern. Bis heute hat es sich zu einer wertvollen und starken Eigenschaft entwickelt, dass ich Schwingungen und Gefühlslagen hinter der Fassade eines Menschen erkennen und rasch einschätzen kann, wie es meinem Gegenüber geht und mit welcher Energie er mir gegenübertritt.

Eine Kindheit

Meine Kindheit war geprägt von zwei Welten. Es gab die Welt im Innen – in der Wohnung, in der wir als Familie zusammen lebten – was ich heute noch als Hölle bezeichne, weil ich sie angsteinflößend und grausam war. Und es gab die Welt im Außen – in der Natur, die wir Kinder beim Spielen erleben durften. Hier spürte ich Freiheit und Freude am Abenteuer.

Meine Kindheit war schwer und schön zugleich. Das Schöne konnte ich jedoch erst rückblickend wahrnehmen, nachdem ich es viele Jahre verdrängt und vergessen hatte, weil die schmerzhaften Erinnerungen in mir dominanter waren.

Die Welt innerhalb der elterlichen Wohnung

In der **Welt der Wohnung** herrschte Strenge, Zucht und Ordnung. Hier war ich unfrei und abhängig. Zwischen den Wänden dieser Räume lag die ganze Macht darüber, ob wir Kinder Freude oder Leid erlebten, in den Händen unserer Eltern. Mein Stiefvater war oft abwesend, um seiner Arbeit nachzugehen, so wie auch meine Mutter. Wenn die Eltern nachhause kamen zeigten sie sich meist vollkommen überfordert. Wir Kinder waren ihren Launen ausgeliefert und dienten als Ventil für ihre aufgestauten Aggressionen. Um einer Strafe zu entgehen, wollten wir möglichst nicht auffallen. Doch nicht in ihre Ungnade zu fallen, war nicht einfach. Meine Mutter wollte, dass wir Kinder funktionierten, so wie sie es sich vorstellte. Wir sollten ruhig sein, im Haushalt helfen und letztendlich alles tun, was ihrer jeweiligen Laune entsprach. Oft kamen von ihr unausweichliche Befehle, die in uns Kindern ein Gefühl auslösten, dass wir gnadenlos zu gehorchen hatten.

Bevor ich in meinen Jugendjahren zum Rebell wurde, strengte ich mich in den frühen Jahren meiner Kindheit zuhause enorm an und versuchte mich anzupassen. Ich stellte an mich den Anspruch: *„Ich muss alles dafür tun, um nichts falsch zu machen…"*.

Mit diesem demütigen Gefühl, bewegte ich mich in unserer Wohnung. *„Ich darf nicht laut sein. Ich darf nicht zu viel reden. Ich muss brav sein. Ich muss fleißig sein. Ich muss mithelfen. Ich darf den Eltern nicht zur Last fallen."*

Doch wie sehr ich mich auch anstrengte, es war nie gut genug und was ich auch tat, es wurde negativ ausgelegt und gegen mich verwendet. Was für ein furchtbares Gefühl, denn ich wollte meinen Eltern gefallen, um ihre Aufmerksamkeit und ihr Wohlwollen zu ernten. Trotzdem bemühte ich mich immer besser zu werden, indem ich hochsensibel versuchte die Wünsche meiner Eltern an das Benehmen von uns Kindern zu erkennen. Besonders entsetzlich war, dass meine Eltern sich sehr widersprüchlich verhielten. Was sie heute an meinem kindlichen Verhalten brav fanden, galt morgen bereits als Vergehen. Es galten paradoxe Regeln. So konnte ich als Kind nie sicher einschätzen, wie ich sein durfte. Ich lebte in einer ständigen Unruhe und Panik.

In mir manifestierte sich der Glaube: „Egal, was ich tue, ich bin falsch und nicht in Ordnung." Das führte dazu, dass ich weder als Kind noch als Heranwachsender ein Gefühl dafür entwickeln konnte, wer ich wirklich bin. Innerlich fühlte ich mich wie ein Häufchen Elend und das zuhause meiner Kindheit war ein Gefängnis, aus dem es kein Entkommen gab. Hier war ich machtlos. Die Grundgedanken, die ich als Kind in mir entwickelte, hatten allesamt mit Angst zu tun. Dazu gehörte die permanente Furcht geschlagen, bestraft oder erniedrigt zu werden. Ich wägte mich als Kind in dem Glauben, dass mir das alles nur deshalb wiederfährt, weil *„ich nicht gut genug bin"*.

Beide Elternteile waren ständig gnadenlos bereit uns Kinder zu verletzen und zu prügeln. Meine Mutter griff meist zu einem Kochlöffel, mit dem sie auf uns eintrommelte. Ich erinnere mich an unzählige dieser Holzteile, die zerbrachen, während meine Mutter auf alle Stellen meines Körpers schlug. Doch auch ihre Ohrfeigen konnten sehr schmerzhaft sein. Ich spüre noch heute das harte Gefühl ihrer Hand auf meinem Kopf, wenn ihr Ehering gegen meine Schädelknochen donnerte. Es fühlte sich an wie ein Schlagring, der mit unvorstellbar viel Wut und Frust zum Einsatz kam.

Meine Mutter war in ihrem Alltag, mit ihrer Berufstätigkeit mit drei Kindern vollkommen überfordert. Wir Kinder waren eine Last und sie nahm mich und meine Geschwister nicht aus dem Blickwinkel einer einfühlsamen Mutter wahr. Hinzu kam ein cholerischer Ehemann, der nicht der leibliche Vater ihrer drei Kinder war und den sie bei Laune halten wollte. Ihre dahinterliegende Hilflosigkeit äußerste sich in Gereiztheit. Wir wurden bestraft für ihren inneren Druck. Wir waren das Ventil, die Projektionsfläche, für ihre Wut gegen sich selbst, für ihre Unterwürfigkeit, die sie im Gegenzug ihrem Mann gegenüber leben musste.

Mein Stiefvater liebte zu ihrem Leidwesen seine Stammtischrunden in seiner Lieblingskneipe, wo er lächerlicherweise im Anzug und Krawatte auftrat, um sich als großen Macher zu präsentieren. Von dort kam er oft angetrunken nachhause, während meine Mutter bereits mit einer warmen Mahlzeit auf ihn wartete.

In besonderer Erinnerung ist mir dabei ein Abend in der Vorweihnachtszeit, als wir drei Kinder neugierig aus dem Fenster der Wohnung schauten, um nach dem Christkind Ausschau zu halten. Bei diesem unruhigen Treiben entdeckte uns der Stiefvater, der auf der Straße angetrunken in Richtung Haustür schwankte. In der Wohnung angekommen, schrie er uns niederschmetternd zusammen, was wir am Fenster zu suchen hätten. Unschuldig antworten wir, dass wir nach dem Christkind Ausschau halten, worauf er brutal begann auf uns einzuschlagen. Zudem schleuderte er uns die Worte um die Ohren: ***„Das Christkind gibt es nicht".*** Mit diesem desillusorischen Satz und den schonungslosen Schlägen nahm er uns Kinder all die unvoreingenommene Vorfreude auf ein schönes Weihnachtsfest und hinterließ eine weitere Wunde in unserer Kinderseele. Zudem waren wir mehr denn je verunsichert, was erlaubt war und was nicht. Das führte soweit, dass das Annehmen von Geschenken für mich mit Angst verbunden war. Darf ich die Geschenke wirklich haben, darf ich sie behalten oder nicht? Es konnte es gut möglich sein, dass ich ein Spielzeug geschenkt bekam, das mir jedoch bald danach als Bestrafung für ein kleines Vergehen wieder abgenommen wurde. So führten festliche Anlässe häufig dazu, uns beizubringen, dass wir uns besser nicht freuen sollten. „Freude vergeht so schnell, wie sie gekommen ist. Freude ist schlecht." dachte ich. Wenn ich dann doch einmal Freude empfand, kroch schon bald die Angst in mir hoch, das alles bald wieder zu verlieren. Angefüllt mit Gewissensbissen und Schamgefühlen, entwickelte ich als kleiner Junge den Glauben: „Es darf mir nicht gut gehen." Ich bestrafte mich selbst mit diesen Gedanken.

Wie ich bereits erwähnt, zeigte mein Stiefvater seine Aggressionen uns Kindern gegenüber auf eine sehr kaltblütige Weise. Schwielen und blaue Flecke auf unseren Kinderkörpern gehörten zur Normalität. Er schlug uns bei jedem noch so kleinen „Vergehen". Dazu benutzte er nicht selten einen Ledergürtel. Es gab Situationen, in denen ich den Schmerz dieser Schläge auf meinem kleinen Körper kaum mehr aushalten konnte. Das waren jene Momente, in denen meine Seele begann meinen physischen Körper zu verlassen. Ich begab mich in eine Art Trance, stand neben mir und sah mir zu, wie ich geschlagen wurde. Ich sah mich weinen, aber ich spürte den Schmerz und die ausweglose Situation nicht mehr. Das half mir zu überleben.

Mein Stiefvater hatte eine weitere Charaktereigenschaft, die für uns Kinder verheerend war. Er war ein Sadist und trieb gerne seine Machtspielchen mit uns. Ich war vier Jahre alt, als er mich und meine Geschwister derb nebeneinander an die Tür in der Wohnung hob und uns nötigte, uns mit unseren kleinen Fingern an der oberen Türleiste festzuhalten. Unsere Füßchen reichten gerademal bis zur Türklinke, auf der wir versuchten uns abzustützen. Doch das duldete er nicht. Grob schlug er unsere kleinen Füße weg und zwang uns in einen unfreiwilligen Wettstreit miteinander zutreten. Wer zuerst runter fiel, bekam erbarmungslos Schläge. Zu sehen, wie wir drei Kinder uns anstrengten, kämpften und verloren, bereitete ihm enorme Freude. So begann das Spiel nach jedem Fallen erneut. Wir Kinder waren diesem Treiben hilflos ausgeliefert und trauten uns nicht dagegen aufzubegehren. Zudem waren wir, jeder für sich, viel zu angestrengt und beschäftigt damit, möglichst nicht der erste zu sein, der fällt und bestraft wird. Hätten wir gegen das perfide Spiel rebelliert, hätte er sofort kaltblütig zugeschlagen.

Ein anderes Mal rief er uns drei Kinder zu sich, weil er prüfen wollte, ob wir fähig sind die Schnürsenkel unserer Schuhe zu binden. Dazu ließ er uns in Reih und Glied antreten, um vor seinem kritischen Auge eine erniedrigende Vorführung zu beginnen. Mit Mühe und Not brachte ich als Vierjähriger eine Schleife zustande, doch meinem älteren Bruder gelang das nicht. Er kniete vor dem Stiefvater und bemühte sich wieder und wieder vergeblich seine Schuhe zu binden und es war abzusehen, was ihm drohte. Der Stiefvater schlug unbarmherzig auf meinen Bruder ein. Dieser kleine Mensch sackte zusammen, ich stand starr vor Angst daneben und konnte ihm nicht helfen, auch weil ich zu jung war. Ein entsetzliches Gefühl.

Doch es sollte noch perfider werden. Meine Schwester hatte einen kleinen Plüschhasen, den sie sehr liebte und der ziemlich abgenutzt aussah, weil sie ihn überall mit hinnahm. Eines Tages war dies für den Stiefvater Anlass genug, um dieses Lieblingskuscheltier ohne Vorankündigung in den Müll zu werfen. Meine kleine Schwester wurde von dem Verlust so überrollt, dass sie außer sich war vor Schmerz. Nach einiger Zeit schenkte ihr der Stiefvater ein neues sauberes Häschen, wie er sagte. Doch ihre zaghafte Freude darüber durfte nicht lange wehren, denn schon bald erhängte der Stiefvater dieses Häschen an einem Galgen an der Lampe des Kinderzimmers. Wir Kinder mussten nun Tag für Tag den Anblick ertragen, wie es dort baumelte und uns mit flehenden hilflosen Augen ansah. Keiner von uns traute sich dem Häschen zur Hilfe zu eilen, weil es bedeutete, dass wir brutale Prügel vom Stiefvater bekommen würden. Er selbst erfreute sich maßlos an diesem hängenden toten Häschen und an unseren entsetzten Kindergesichtern.

Kurze Zeit später geschah etwas, was man wissenschaftlich fundiert bei misshandelten Kindern häufig beobachten kann. Wir spielten diese Situation nach. Das taten wir nicht in der Rolle des Retters, sondern in der des Täters. Bei nächster Gelegenheit schnappten mein Bruder und ich uns unsere jüngere Schwester und versuchten sie an einer Wäscheleine aufzuhängen, die zu einer Art Galgen gebunden war. Wir hielten das für einen großen Spaß. Doch das panische Gesicht und das bitterliche weinen unserer Schwester vermittelten uns, dass das, was wir gerade taten, nicht so lustig war, wie wir dachten. Erschrocken und beinahe starr vor Angst ließen wir von ihr ab und hatten auf diese Weise unsere Lektion in Sachen Mitgefühl gelernt.

Wo war meine Mutter in all den Situationen, in denen uns der Stiefvater misshandelte? Ich fragte mich damals wie heute, ob sie es nicht sehen wollte oder ob sie es tatsächlich nicht bemerkte, welche Grausamkeiten uns Kindern wiederfuhren? So kam mir als kleiner Junge die rettende Idee, meiner Mutter von den erbarmungslosen Misshandlungen des Stiefvaters zu berichten. Ich erhoffte mir von ihr Hilfe und Erlösung aus dieser Pein. Ich erinnere mich genau an den Moment, als ich all meinen Mut zusammen nahm und meiner Mutter gegenüberstand und erzählte, wie gewaltsam der Stiefvater mit uns umging. Ich blickte sie mit großen Augen erwartungsvoll an. Und wie in Zeitlupe nahm ich wahr, wie sie mir daraufhin einen wohlwissenden Blick zuwarf und energisch antwortete: *„Das kann nicht sein."* Die Tonlage ihrer mechanischen Worte duldete keinen Widerspruch. Nur ihr Blick verriet mir, dass sie genau wusste, was mit uns Kindern passierte. Doch für sie gab es nur eine Wahrheit: *„Ich bin ein Lügner."* Ihre Reaktion war ein Schock, weil ich mit dieser Abfuhr nicht gerechnet hatte. Sie stand nicht hinter mir. Schlagartig wurde mir klar, dass von ihr keine Hilfe zu erwarten war. Meine Mutter hatte mich in diesem Moment allein gelassen, wie schon so oft in meinem Leben. Dieses Schlüsselerlebnis machte mir deutlich, *dass ich vollkommen auf mich zurück geworfen bin* und der Gewalttätigkeit weiter ausgeliefert sein würde.

Eine andere Begebenheit aus meiner frühen Kindheit hat zudem dazu beigetragen, dieses Gefühl *„ich bin allein"* zu verfestigen. Ich saß als kleiner Junge in der Badewanne und spielte im Wasser, als ich plötzlich Atemnot bekam. Ich hatte das Gefühl zu ersticken. Nach Luft ringend und hilfesuchend rief ich nach meiner Mutter, die nicht in der Nähe war. Die Minuten, die es dauerte, bis ich ihre Stimme hörte, kamen mir wie eine Ewigkeit vor. Als sie endlich ins Badezimmer kam, unbeeindruckt von meinem Schreien, fragte sie kalt und unbeteiligt: *„Was ist los?"* Ich gab ihr Hände ringend zu verstehen, dass ich keine Luft mehr bekam. Doch sie erwiderte nur genervt und desinteressiert: *„Was soll ich da machen?"* Wieder war ihre Reaktion wie ein Schlag ins Gesicht für mich und mir wurde erneut deutlich: *„Ich bin allein."*

Heute weiß ich, dass ich damals mütterliche Aufmerksamkeit von ihr wollte. Ich hätte es in diesem Moment gebraucht von ihr liebevoll in den Arm genommen zu werden. Doch das tat sie nicht. Mein Überlebenswille wurde dadurch immer wieder in Frage gestellt und ich denke, dass mir in solchen Situationen die Freude am Leben Stück für Stück verloren gegangen ist. Ich habe dabei jedes Mal Anteile meiner Seele abgegeben, was dazu führte, dass ich mehr und mehr an Kraft in mir verlor. Ich gab meine Macht über meine Gefühle ab.

Ich denke, dass jener Situationen, an die ich mich noch erinnern kann, bereits viele andere solcher Vertrauensbrüche zwischen meiner Mutter und mir voraus gegangen sind, an die ich mich jedoch nicht mehr erinnern kann und die in meinem Unterbewusstsein verborgen liegen. Ich habe irgendwann aufgehört an das Gute in meiner Mutter zu glauben – ich habe aufgehört ihr kindlich zu vertrauen.

Ich wurde von meinen Eltern nicht gehört und nicht gesehen. Das blieb meine gesamte Kindheit und Jugend so. Ich erntete von ihnen nie Wertschätzung und positive Aufmerksamkeit, sondern grundsätzlich Ablehnung und Unmut. Als ich beispielsweise Mitglied in einem Fußballverein wurde und große Freude daran hatte dort zu spielen, führte meine Begeisterung einmal soweit, dass ich den Schulunterricht am Nachmittag schwänzte, um mit in der Mannschaft Fußball spielen zu gehen. Doch meine Eltern sahen auch diesen Streich, der aus jugendlicher Begeisterung heraus geschehen war, verständnislos als absolutes Fehlverhalten. Die Folge war eine ernste Drohung für ein Verbot meiner Mitgliedschaft im Fußballverein, obwohl der Trainer damals sehr deutlich zu verstehen gab, dass ich ein talentierter Nachwuchsspieler sei. Zu diesem äußeren Druck durch meine Eltern, kam hinzu, dass es mir massiv daran mangelte, an mich und meine Fähigkeiten zu glauben. So traute ich mich nicht selbstbewusst Fußball zu spielen und mich so in meiner wahren Größe zu zeigen. Mein ganzes Potential zu zeigen, wurde blockiert von meinem Glauben *„ich darf nicht gut sein"*, schließlich hatte mir der Stiefvater lange genug die Worte ins Hirn gehämmert, dass ich dumm und unfähig bin.

So wurde ich schließlich Opfer meiner Gedanken in Form der selbsterfüllende Prophezeiung. Ich verletzte mich beim Fußballspielen am rechten Knie, hatte starke Schmerzen und schleppte mich hinkend nachhause. Ich erhoffte mir Hilfe von meiner Mutter. Doch sie blieb, wie meistens, unbeeindruckt. Ich sollte mich *„nicht so aufführen und zusammenreißen"*, *„das vergeht wieder"*. Sie ging mit mir weder zu einem Arzt, noch bot sie Unterstützung an. Da stand ich nun mit meinem schmerzenden Kniegelenk und versuchte mich in den nächsten Wochen hilflos vorwärts zu bewegen. Nach sieben Wochen konnte ich immer noch nicht reibungslos laufen. Der Schmerz verschwand irgendwann, doch die Funktion meines Knies war nie mehr die gleiche wie vor dem Sportunfall. Viele Jahre später erfuhr ich bei einer ärztlichen Untersuchung, dass es sich damals um einen Riss des hinteren Kreuzbandes handelte, der hätte behandelt werden müssen. Die Spätfolgen dieser unterlassenen Hilfe trage ich noch heute. Mein rechtes Knie ist nicht vollständig belastbar und meldet sich immer wieder durch Schmerzen.

Wieder hatte ich einen Verlust zu hinzunehmen, der das wenige Schöne, dass ich als Kind hatte, noch weiter reduzierte. Meine Fußballleidenschaft endete.

So blieb mir nur mehr die Freude am Essen – an Mahlzeiten – die mir als eine gute Kindheitserinnerung erscheint. Meine Mutter war eine hervorragende Köchin, die uns gutbürgerliche Gerichte servierte. Es mangelte uns nie an einem Sonntagsbraten. Die gemeinsamen Mahlzeiten ermöglichten ein regelmäßiges Zusammenkommen der Familie am Tisch. Doch auch hier schlich sich ein bitterer Tropfen ins Essen. Denn auch hier hielten die Schikanen des Stiefvaters Einzug. Er trug über das Essen Machtkämpfe mit uns Kindern aus. Die Speisen waren dabei seine Munition. Wenn wir unsere Brote mit Butter bestreichen wollten, gab es die Anweisung: *„Nicht so viel!"*, *„Nehmt weniger!"*. Legten wir drei Scheiben Wurst aufs Brot, wurden wir ermahnt nur eine Scheibe zu nehmen und den Rest zurück zu legen. Letztendlich aß ich ein Brot ohne Wurst, das nur dünn mit Butter bestrichen war, auch wenn es mich nach etwas anderem gelüstete. Das war es, was er erreichen wollte. Er hatte es geschafft uns zu klein zu machen. Es blieb das beunruhigende Gefühl, dass wir bald gar nichts mehr essen sollten, was dazu führte, dass wir uns nicht trauten mit einem gesunden Appetit zuzugreifen. Wenn ich es dennoch einmal tat, quälte ich mich mit Selbstvorwürfen für meine Gier. Ich verurteilte mich und verinnerlichte, dass **ich mir nichts nehmen sollte und dass ich nichts haben darf.** Die Angst etwas falsch zu machen, verfolgte uns auch am Esstisch der Familie. Wir Kinder waren eingeschüchtert. Das hielt bis ins Jugendalter an. Noch mit sechzehn Jahren war es möglich, dass mich mein Stiefvater zwingen könnte ein Käsebrot zu essen, obwohl er wusste, dass ich Käse hasste. Er saß neben mir und nötigte mich dieses Brot zu kauen und zu schlucken. Es war unvorstellbar demütigend für mich und er brauchte dieses Gefühl mich klein zu halten. Ich ließ es hilflos über mich ergehen, weil die Angst vor ihm so groß war.

Ich musste erst zwanzig Jahre alt werden, bis der Tag kam, an dem ich mich zum ersten Mal gegen meinen Stiefvater mit all meinem angestauten Hass auflehnte. Wieder einmal versuchte er mich mit Worten und der Androhung von Prügeln zu erniedrigen. In diesem Moment zog ich spontan meinen Baseballschläger hervor, erhob ihn voller Entschlossenheit und drohte zuzuschlagen. Ich erinnere mich an jene fünf Sekunden unvorstellbare Wut, in denen ich bereit war ihn umzubringen. Ich meinte es so ernst. Das erkannte auch er, dennoch provozierte er weiter. Meine Mutter bekam sichtbar Angst vor mir und begann sich voller Panik in einem Zimmer einzuschließen und meinem Stiefvater zu zurufen, dass er es ebenso tun sollte. Plötzlich nahm ich ein Gefühl von Respekt des Stiefvaters mir gegenüber wahr. Er hatte Panik. Endlich! Ich hatte mich über ihn erhoben. Nach all den Jahren der Demütigung war es eine unglaubliche Erlösung aufzubegehren. Dieser Moment genügte.

Erleichtert, legte ich meinen Baseballschläger beiseite, ging in die nächste Kneipe, betrank mich und verbrachte die Nacht im kalten regnerischen Freien in einem Gebüsch, weil die Angst nachhause zu gehen immer noch groß war.

Nur wenige Jahre später zerbrach die Ehe meiner Eltern. Mein Stiefvater, der bis dahin erfolgreich als Versicherungsmakler gearbeitet hatte und eine Zeit lang gutes Geld verdiente, geriet in eine Verstrickung von Betrug und Schulden. Wir verloren durch Pfändung unser neugebautes Einfamilienhaus und der Stiefvater wurde zu mehreren Jahren Haft verurteilt. Damit verschwand er aus meinem Leben. Er war als angsteinflößende Person nicht mehr anwesend. Doch dass, was er in meiner Seele angerichtet hatte, sollte mich noch viele weitere Jahre verfolgen. Nun bekam ich von ihm zwar keine Prügel mehr, doch paradoxerweise fehlte mir nun dieser Schmerz. Diese fürchterliche Sehnsucht danach hatte gravierende Folgen für mich, wie sich auf meinem Lebensweg noch mehrfach deutlich zeigen wird.

Die Welt im Außen

Wenn ich in meiner Kindheit und Jugend Freude und Leichtigkeit empfand, dann entstand dieses Gefühl durch *die Welt im Außen*. Sie bedeutete Freiheit für mich. So konnte ich es meist kaum erwarten nach draußen spielen zu gehen. Es war jedes Mal ein Ansatz von Heilung für meine Kinderseele, wenn ich die Erlaubnis erhielt, die elterliche Wohnung zu verlassen. Anfangs war es der kleine Kosmos rund um die Wohnung, die mich begeisterte. Doch mit zunehmendem Alter weitete sich diese Welt aus. Ich fühlte mich hingezogen und unendlich verbunden mit allem, was die Natur zu bieten hat. Es war ein Genuss über Felder und Wiesen, durch Büsche zu streifen und an Seen entlang zu wandern. Abenteuer pur. Ich war in dieser unberührten Landschaft auf angenehme Weise auf mich selbst gestellt und unendlich frei. Meine Freude daran mich in dieser Tier- und Pflanzenwelt zu erleben, ließ mich wachsen. Wenn ich instinkttief etwas Neues ausprobierte, hatte ich hier keine Strafe zu befürchten. Das bot eine große Kreativität und es fühlte sich wunderbar an. Es sind die schönsten Erinnerungen meiner Kindheit, wenn ich an die vielen Stunden denke, die ich mit meinen Geschwistern und Freunden aus der Nachbarschaft in den Wäldern rund um meine Heimatstadt verbrachte. Hier war ich Peter Pan, hier war ich im Frieden mit mir.

Und in diesem Hochgefühl bekam ich eines Tages einen Begleiter – einen jungen Hund. Mein Stiefvater hatte von seiner Arbeitsstelle bei der Bundeswehr einen kleinen Colli mit nachhause gebracht, den ich sofort in mein Herz schloss. Ich genoss es, sein warmes weiches Fell zu streicheln und spürte unbändige Freude, wenn ich mit ihm Zeit verbringen durfte. Er öffnete mir zusätzlich die Tür ins Freie und gab mir einen wichtigen Halt, ich spürte so was wie Geborgenheit mit ihm und mein Leben bekam einen Sinn durch diesen Vierbeiner. Er begleitete uns Kinder mehrere Jahre und wir hatten mit diesem Tier wundervolle Erlebnisse. Doch eines Tages, als wir Kinder von der Schule nachhause kamen, war er weg. Ohne Vorankündigung hatte mein Stiefvater ihn einschläfern lassen. Das war ein Schock. Wieder blieb uns keine andere Wahl als diesen schmerzlichen Verlust ohne Abschied zu ertragen, den wir nicht zu hinterfragen wagten.

Meine Kindheit war geprägt von häufigen Umzügen, die bedingt waren durch die Arbeitsstellen meines Stiefvaters. So wurden meine Geschwister und ich fünf Mal entwurzelt und unfreiwillig umgebettet. Einer der Wohnsitze führte uns in eine ländliche Region. In der Nähe unseres Wohnhauses gab es einen Bauernhof, zu dem es mich schon bald unbändig hinzog. Ich war ein neugieriger und arbeitswilliger Junge. Und ich hatte zudem Glück, denn der ansässige Bauer, schloss mich schon bald in sein Herz und erkannte meine Fähigkeiten.

Es tat mir gut, dass endlich jemand an mich glaubte.

So wurde für mich dieser Bauernhof für ein Jahr mein zweites Zuhause, ich gehörte zur Familie und lernte mit Begeisterung die Grundlagen der Landwirtschaft mit ihrer Tier- und Pflanzenwelt kennen. Dazu gehörte es auch einen Traktor zu fahren, was mir der Bauer ermöglichte. Das war ein Gefühl purer Freiheit und Selbstbestimmung – ein Traum für einen Jungen meines Alters. Ich zog unglaublich viel Kraft aus den Erlebnissen dieser Zeit. Jede freie Minute verbachte ich auf diesem Bauernhof und die Schule war zur Nebensache geworden. Meine schulischen Erfolgserlebnisse hielten sich ohnehin in Grenzen, weil hier kaum jemand mein Potenzial erkannte. Lob für gute Leistungen kannte ich ohnehin kaum. Worte, wie „ich bin stolz auf dich" kamen nie über die Lippen meiner Eltern. Diese nährende Energie kannte ich nicht. Im Gegenteil, es kam häufig vor, dass sie gute Leistungen mit zynischen Sprüchen abwerteten, um mich klein und demütig zuhalten. Der fehlende Glaube an mich selbst hat mich in vielen schulischen Entwicklungsschritten enorm gebremst. Wann immer ich aus eigener Kraft einen Erfolg erzielte, sei es durch herausragende Leistungen im Sport oder durch den Abschluss einer Ausbildung, kamen mir stets Zweifel, ob ich den Erfolg annehmen darf und ob ich das wirklich wert bin.

Erst rückblickend erkenne ich, dass ich Schuldgefühle entwickelt hatte, wenn ich gut war. Aus meinen Zeugnisunterlagen geht hervor, dass ich damals keineswegs ein mangelhafter Schüler war, so wie meine Eltern es mir stets vermittelten. Ich war in der Lage ohne jegliche Unterstützung und Förderung eine durchschnittliche gute schulische Leistung zu erbringen. Doch mein Können war mir damals nicht bewusst. Und so zog ich es vor, die Schule und die dazugehörigen Lehrer zunehmend als meine Feinde zu betrachten, was mir wiederrum in meiner gesamten Schul- und Ausbildungslaufbahn zahlreiche Konflikte einbrachte. Die Konsequenzen davon waren Verweise und Ermahnungen, was meine Eltern darin bestätigte an ihrer zutiefst negativen Einstellung mir gegenüber festzuhalten. Sie brachten mich sogar zu einem Neurologen, um meine Gehirnströme überprüfen zu lassen, weil sie eine Bestätigung dafür suchten, dass ich nicht *normal sei.* Doch die Untersuchung brachte ihnen nicht das gewünschte Ergebnis. Ich war offensichtlich völlig gesund. Dennoch verhielt ich mich noch viele weitere Jahre gemäß dem Prinzip der sich *selbsterfüllenden Prophezeiung,* die besagt, dass ein erwartetes Verhalten anderer Personen, beispielsweise die Negativ-Erwartung meiner Eltern mir gegenüber, mein eigenes Verhalten und Denken unbewusst dahingehend beeinflusst und genau das auslöst, was wird.[1]

---

1   aufgerufen am 15.5.2015 unter: http://de.wikipedia.org/wiki/elbsterf%C3%BCllende_Prophezeiung

Im Knast

Ich verließ die Schule nach der 9. Klasse mit einem qualifizierten Hauptschulabschluss, den ich mit Leichtigkeit erreicht hatte. Zudem hatte ein Eignungstest ergeben, dass meine beruflichen Neigungen in Richtung Koch oder Gärtner tendierten und so führte mich mein Bauchgefühl zu Letzterem. Ich erhielt gleich zwei Angebote für eine Ausbildungsstelle und entschied mich für das Gartenbauamt der Stadtverwaltung in meinem Heimatort, wo ich eine Ausbildung als Gärtner für Zierpflanzen begann. Diesen Beruf zu wählen, fühlte sich stimmig für mich, zumal ich bereits als Kind so viel Freude an Pflanzen und allgemein in der Natur erlebt hatte. Seit ich denken kann, half ich freiwillig und gerne meinen Großeltern bei allgemein unbeliebten Gartenarbeiten wie Unkrautzupfen und Rasenmähen. Doch welchen wahren Ursprung meine Leidenschaft für die Natur und die Verbundenheitsgefühle haben, sollte ich viele Jahre später auf meinem spirituellen Weg erfahren.

Zunächst jedoch brachte mir diese Lehre eine wichtige Erfahrung, die einen Entwicklungsschritt in mir möglich machte. Ich begegnete einem Menschen, der an mich und meine Fähigkeiten glaubte. Mein damaliger Lehrmeister im Gartenbauamt verkörperte dieses Geschenk. Er unterstützte mich, wann immer ich es brauchte und behandelte mich respektvoll und freundlich. Diese aggressionsfreie Umgangsart, die ich bisher kaum kannte, motivierte mich enorm all das zu lernen, was ein guter Zierpflanzengärtner wissen sollte. Bis heute sind mir die lateinischen Namen der Pflanzen äußerst präsent im Gedächtnis geblieben. Auch wenn ich in der Berufsschule rebellisch auftrat und so manchen Berufschullehrer herausforderte, machte mir die praktische Ausbildung bei meinem Lehrmeister viel Freude. Ich fühlte mich am richtigen Platz. Während ich wochentags zuverlässig meine Lehrausbildung durchlief, fuhr ich am Wochenende mit Kumpels und jeder Menge Alkohol im Gepäck im Fan-Bus zu Fußballspielen.

Ein Erlebnis aus dieser Reihe, hatte gravierende Folgen für mich. Wieder einmal waren wir als jugendliche Hooligans auf Randale aus und versuchten die Fans der Gegenmannschaft zu provozieren. Ich wollte mich reiben, doch sie reagierten nicht und zeigten kaum Bereitschaft sich mit uns abzugeben, was mir nicht gefiel. So hob ich kleine Steine vom Boden auf und begann sie zunächst vermeintlich ziellos vor mich her zu werfen. Das genügte der Polizei bereits als Zeichen für einen potentiellen Angriff und führte dazu, dass sie mich zwangen das Stadion zu verlassen. In mir kochte die Wut umso mehr, weil ich nun – hitzig wie ich war – bis zum Ende des Spiels vor dem Stadion auf meine Kumpels warteten musste. Nach dem Spiel ging endlich die Hölle los. Es versammelten sich unzählige Hooligans und es flogen Leuchtkugeln über unsere Köpfe, während Polizeitruppen im Anmarsch waren. Ich war mitten drin. Die Rangeleien zwischen der Polizei und den Fans wurden immer aggressiver und plötzlich lag einer unserer Kumpels verletzt auf dem Asphaltboden. Wir erschraken und während unser Freund versuchte wieder auf die Beine zu kommen, lechzten wir nach Rache bei der Polizei, weil wir sie verantwortlich dafür machten, dass er zu Fall gekommen war. Mit Schirmen und Stiefeln gingen wir gemeinschaftlich auf die Polizeitruppen los, was sich natürlich als aussichtsloses Unterfangen herausstellte. Wir waren viel zu Wenige gegen das Aufgebot an Polizisten. So kam es schnell zu Festnahmen in unseren Reihen, was wir den Einsatzkräften jedoch nicht leicht machten. Ich schlich mich zum Polizeiwagen, öffnete von außen die verschlossene Autotür, hinter der sie bereits einige von uns festhielten und verhalf jenen somit zur Flucht. Das ging so lange gut, bis wir letztendlich allesamt verhaftet wurden. Man brachte uns aufs Revier und nahm uns in Gewahrsam – das heißt man sperrte uns vorrübergehend ins Gefängnis. Doch schon nach einigen Stunden durfte der Fan-Bus vor dem Gefängnis vorfahren, um uns gebeutelte Hooligans abzuholen, man hatte jedoch unsere Personalien festgehalten. Und so bekam ich eine Strafanzeige. In mir stieg enorme Angst auf, welche Konsequenzen das für mich als Lehrling in der Ausbildung bei der Stadt haben würde. Nur wenige Wochen fand die Gerichtsverhandlung statt. Da ich bereits volljährig war, rechnete ich mit dem Schlimmsten. Ich wurde angeklagt wegen

„Körperverletzung, Beamtenbeleidigung und Gefangenenbefreiung". Doch der Richter hatte ein Einsehen mit mir und nutzte seinen juristischen Beurteilungsspielraum, in dem er entschied bei mir das Jugendstrafrecht anzuwenden. Das gilt unter bestimmten Bedingungen für Heranwachsende zwischen dem 18. und 21. Lebensjahr. Es setzt voraus, dass der Täter – also ich – bestimmte Entwicklungsstufen noch nicht abgeschlossen hat. In der Fachsprache heißt das „Defizite in den Reifekriterien". Der Richter schien also Hoffnung zu haben, dass bei mir durch eine „erzieherische Beeinflussung" eine „Nachreifung" erreicht werden könne. So verurteilte er mich zu „nur" vier Wochen Jugendarrest. Das entsprach damals der Höchststrafe im Jugendstrafgesetz. Heute weiß ich, dass es ein mildes Urteil des Richters war, für das ich dankbar bin, weil ich somit nicht als vorbestraft galt und auch später keine Bewährung bekam. Das alles hätte für mein weiteres Leben weit unangenehmer Folgen gehabt. Dennoch war ich damals erschrocken über die Vorstellung, dass ich vier Wochen ins Gefängnis muss.

Ich durfte meine Ausbildung beenden und unmittelbar nach erfolgreichem Abschluss, musste ich mich im Gefängnis meiner Heimatstadt einfinden. Das Absitzen der Strafe von vier langen Wochen begann. Als sich die Gefängnistür hinter mir schloss, überkam mich ein grauenvolles Gefühl des Gefangenseins. Ich bekam eine enge Einzelzelle zugewiesen. Darin gab es nur einen sehr kleinen Schrank, ein Bett, das tatsächlich nur eine harte Pritsche war und ein Waschbecken, das nur kaltes Wasser von sich gab. Die Toilette stand sichtbar frei im Raum. Es war der völlige Verlust der Intimsphäre. Wenn man morgens geweckt wurde, war es den restlichen weiteren Tag verboten sich wieder auf das Bett zu legen. Wenn man es dennoch tat, wurde die Matratze herausgenommen. Das Duschen war nur einmal pro Woche und außerhalb der Zelle möglich. Es gab auch keinen gemeinsamen Speisesaal und so nahmen wir die Mahlzeiten jeder für sich allein in der Zelle ein. Ich erinnere mich daran, dass es ein heißes Schokoladengetränk gab, dass mir in dieser Situation ein kleines Stück kindliche Geborgenheit vermittelte – ein wenig Wärme in diesen kalten Wochen. An die frische Luft durften wir einmal täglich, wo wir eine

Stunde wie Schwerstverbrecher im Innenhof des Gebäudes im Kreis laufen und Gymnastik machen mussten. Jeden Mittag wurden wir einzeln in eine andere Zelle zu Mitgefangenen gebracht, was dazu diente, dass wir Kontakt zueinander bekamen und uns gegenseitig unsere Verbrechen und Strafen schildern sollten. Es waren sozusagen Zwangskontakte mit einem erzieherischen Hintergedanken.

Samstags durften wir Radio hören. Den Sender bestimmten allerdings die Wärter und so entsprach die Musik, die wir zu Ohren bekamen, meist nicht unserem jugendlichen Musikgeschmack. Sonntags war es erlaubt im gemeinschaftlichen Fernsehraum einen Film anzusehen. Angesichts dieser kargen Beschäftigungsmöglichkeiten begann ich im Gefängnis nach Jahren wieder einmal ein Buch zu lesen. Es war von Karl May und handelte von Kampf und Freiheit – wie makaber.

Dennoch blieb für mich die Zeit beinahe stehen. Mir fehlten meine Kumpels aus der Szene, doch keiner von ihnen besuchte mich im Knast. Eine interessante Erfahrung. Ich bekam nur ein einziges Mal Besuch – von meiner Mutter. Sie hatte mich ausnahmsweise dabei unterstützt meinen Gefängnisaufenthalt vor meinem Stiefvater geheim zu halten, in dem sie ihm die Notlüge auftischte, dass ich zu einer Fortbildung sei. Letztendlich war es jedoch auch in ihrem Interesse, dass der Stiefvater von meinem Absitzen einer Gefängnisstrafe nichts erfuhr, weil es für sie Ärger und Schuldzuweisungen von ihm mit sich gebracht hätte.

Trotz der abschreckenden Erlebnisse im Gefängnis, wurde mir auch eine angenehme Erfahrung zu teil. Es zeigte sich, dass mich ein Wärter besonders mochte. Er bot mir an für die Dauer meines Aufenthaltes „Hausl" zu werden. Das bedeutete, dass ich meine Zelle täglich verlassen durfte, um das Essen zu verteilen, Geschirr zu spülen und andere anfallende Arbeiten zu übernehmen. Das hörte sich gut an, weil ich mich nach Beschäftigung und Ablenkung sehnte. Ich willigte ein, was die restliche Zeit in Gefangenschaft etwas erträglicher für mich machte. Und noch eine positive Erfahrung konnte ich mitnehmen. Ich war gezwungen vier ganze Wochen lang auf das Rauchen und auf das Trinken von Alkohol zu verzichten, was mir erstaunlich leicht fiel.

Doch meine einprägsamsten und nachhaltigsten Erkenntnisse aus diesen vier Wochen waren das Gefühl wahrhaftig eingesperrt und gefangen zu sein. Ich hatte mich hinter diesen Gefängnismauern unvorstellbar allein gefühlt. In mir wuchs der Wille, dass ich hier nie wieder hin wollte. Doch das gelang mir nicht. Einerseits wollte ein tiefer und weicher Teil in mir friedlich zu sein und jeglicher Form von Gewalt aus dem Weg zu gehen. Andererseits war ich durch genau dieses gewalttätige Verhalten bei meinen Kumpels in der Szene der King. Nachdem ich im Knast war, kam das sogar einer Art Ritterschlag gleich. Es gab mir das Gefühl in diesen Kreisen nun noch anerkannter und cooler zu sein, was meinen Selbstwert auf fragwürdige Weise steigerte. Es kämpften Widersprüche in mir. Ich ahnte bereits, dass es, angesichts meines draufgängerischen Freundeskreises, nicht lange dauernd würde, bis ich wieder mit dem Gesetz in Konflikt geraten würde.

Das Vergehen, das mich damals für vier Wochen ins Gefängnis gebracht hatte, wurde nach zwei Jahren aus meinen polizeilichen Akten gestrichen. Doch das Stigma blieb haften. In meinem Heimatort war ich „aktenkundig" und bekannt als Hooligan und Glatze. Das führte zu Vorurteilen und leichtfertigeren Zuweisungen, die mich oft eher in Gewahrsam führten, als bei bisher unauffälligen und unbekannten Typen. In den folgenden Jahren wurde ich von der Polizei schon wegen kleinerer Delikte immer wieder verhaftet. Mir wurde beispielsweise „Landfriedensbruch" wegen Prügeleien vorgeworfen und einiges mehr. Dadurch sah ich die Knastwände hin und immer wieder – wenn auch nur stundenweise – von innen. Doch zu einer richterlichen Verurteilung kam es nicht mehr.

Meine Bekanntschaft mit dem Gefängnis begann im Alter von 18 Jahren mit vier Wochen Jugendarrest und endete für immer mit 33 Jahren nach einer Untersuchungshaft. In diesen dazwischenliegenden

15 Jahren habe ich eine Menge erlebt und erlitten, bevor sich in meinem Leben – einem Lichtspalt folgend – die Tür in meine tatsächliche Freiheit öffnete. Wie es dazu kam? Lest!

Ein Leben als Skinhead und Hooligan

Es begann simpel als ich noch ein Teenager war. Im gleichen Wohnblock wohnte ein Junge, der vier Jahre älter war, als ich und der ohne Vater und mit seiner überforderten alleinerziehenden Mutter aufwuchs. Er war bei den anderen Jungs meiner Wohngegend beliebt und als ich versuchte mich mit ihm anzufreunden, empfand ich es als ein Privileg von ihm als er mich als Jüngerer in der Schaar seiner Anhänger akzeptierte. So machte ich die Erfahrung, dass ich einerseits in dieser coolen Gruppe ernst genommen wurde, andererseits jedoch auch dafür benutzt wurde ihren Spaß an mir zu haben, indem sie mich verlachten und mobbten. Doch mein Selbstbewusstsein war damals viel zu schwach, um mich zu wehren und so nahm ich das in Kauf, weil ich mir nicht mehr wert war und weil mir die Gruppe trotzallem eine willkommene Zuflucht bot.

Mein Freund entwickelte sich zu einem Typ, der gerne den Ton angab. Man könnte sagen: Er war eine Führernatur, er bestimmte und ich folgte ihm. Weil mir diese Umgangsart von meinem Stiefvater her vertraut war, wurde er für mich zu einer Art Vaterersatz.

Anfangs trat dieser Typ als Waver auf, mit einer Friseur, die in meinen Augen einem Atompilz glich, weil er oben am Kopf dichtes getrimmtes Haar trug und an den Seiten eher weniger. Schon bald darauf ließ er sich eine Glatze schneiden und gab sich als Skinhead. Ich kam aus dem Staunen nicht mehr heraus. Seine Ausstrahlung, seine grauen Jogginghosen, seine halbhohen Marken-Turnschuhe und seine grüne Bomberjacke imponierten mir. Es kamen Jeans und Hosenträger dazu und später britische Markenschuhe mit Stahlkappen. Ich war gerade in einer jugendlichen Such- und Orientierungsphase, als mich dieser Freund mit seiner Coolness magisch anzog. Da konnten meine gleichaltrigen Freunde aus dem Schützenverein und vom Fußball nicht mithalten. Ich wollte so aussehen und mich so kleiden, wie er. Heute weiß ich, dass er die Ausgehuniform gewalttätiger Skinheads nach britischen Vorbildern trug. Doch damals war mir das nicht bewusst. Für mich stand hinter dieser typischen Skinhead-Kleidung noch keine politische Richtung, sondern ich sah darin die Möglichkeit mich als Mitglied einer interessanten Randgruppe darzustellen. Skinheads gab es in meiner Heimatstadt bisher nur wenige. Als Randgruppe wirkten sie unnahbar, unantastbar und dadurch vermeintlich stark, was dazu führte, dass uns immer mehr Jugendliche aus unserem Wohngebiet und der Stadt gut fanden und sich zu uns gesellten. So wurde unsere Gruppe allmählich größer und einflussreicher. Wir wollten uns zunächst nur von anderen Jugendlichen und Gruppen in der Schule und im Wohngebiet abgrenzen – von den grauen normalen Durchschnittsmenschen, wie auch immer sie sich alle nannten. Wir drückten unseren eigenen Stil durch diese Kleidung aus, wir fühlten wir uns anders – härter, souveräner – als viele andere in unserem Alter. Das zählte.

Wir fuhren in unserer Freizeit Deutschlandweit auf Konzerte, um andere Gleichgesinnte zu treffen und Ansichten und Meinungen auszutauschen. Es entwickelte sich eine Gemeinschaft, in der ich mich zunehmend aufgehoben fühlte. Es war ein Ersatz für die Familie, die ich nie hatte. Ich brauche damals die Anerkennung und die vermeintliche Liebe dieser Gruppe, um zu überleben.

Als Skinhead- bzw. Glatzen trafen wir uns regelmäßig, unterhielten uns, tranken gemeinsam in großen Mengen Alkohol und hörten „unsere" Musik. Wir genügten uns untereinander. Wir waren Glatzen – wir waren Skinheads – wir waren geil.

Wenn wir als Glatzen nicht auf Konzerten fuhren, waren wir gemeinsam als Hooligans auf Fußballspielen unterwegs. Dort begannen wir als bekennende Fans unseres Fußballvereins ein gemeinsames Feindbild auszuleben gegen die verhassten Fans der gegnerischen Mannschaft. Doch schon bald genügte uns das nicht mehr, denn der verborgene Hass in uns war riesengroß. Unbewusst arbeitete in unseren Seelen all der Mangel an Urvertrauen, an Liebe, den wir allesamt in unserer Kindheit erfahren hatten. Wir brauchten eine Zielscheibe für unseren inneren verdrängten Schmerz. So schärften wir unser grundsätzlich unspezifisches Feindbild im Außen und stürzten uns auf die rechten Parolen, die wir nun mehr und mehr als Hooligans und auf Skinhead-Konzerten von anderen hörten. Damals verbreitete die Band „Böse Onkels" rechte Texte in ihren Liedern, die wir aufgriffen. Zudem wurde in unseren Kreisen die Musik einer neuen englischen Band namens Skrewdrivers populär, die als Skinhead-Band mit ausländerfeindlichen Texten ihre Anhänger begeisterten. Wir besorgten uns Schallplatten und Cassetten. Es ging uns so, wie es anderen Menschen ergeht, wenn sie sich für eine Partei oder ähnliches begeistern. Sie beginnen sich mit deren Inhalten auseinanderzusetzen und sagen dann „Ja" oder „Nein" zu dieser oder jener Gesinnung und lehnen die andere Seite vehement ab. So war das auch bei uns. Wir brauchten ein Ventil durch das wir all unsere Hass-Energie entladen konnten. Die rechten ausländerfeindlichen Parolen kamen uns dafür sehr gelegen.

Ich hatte in der Schule damals einen türkischen Mitschüler, den ich mochte und gegen den ich überhaupt nichts hatte. Dass ich mit einer rechten Einstellung nun auch gegen ihn sein sollte, habe ich verdrängt. Es fühlte sich komisch an. Diese Ambivalenz zwischen Realität und konstruiertem Feindbild in mir arbeitete bereits damals in meinem Kopf.

Mitglied in der Glatzen- und Hooliganszene zu sein und andere als Feinde zu sehen, ermöglichte es mich von meinem wahren ICH abzulenken, von meiner Kleinheit und inneren Schwäche. Ich provozierte jedes Mal solange, bis mir Schläge angedroht wurden. Ich war gefangen in meinem Selbsthass und so haben mich mein Körper und mein Geist regelrecht dahin geführt, wo ich eine Prügelei zu erwarten hatte. In meiner Kindheit hatte ich gelernt, dass Schläge normal sind. Heute weiß ich, dass ich damals als Jugendlicher und junger Erwachsener diesen bekannten Schmerz im Außen – in den gewalttätigen Auseinandersetzungen mit anderen – gesucht habe, um mich selbst wahrzunehmen, um meine körperlichen Grenzen zu spüren. Dieses Muster war in mir. Das Fühlen des äußeren Schmerzes in den Schlägereien half mir, den inneren Schmerz zu übertönen und einen Teil des inneren Drucks – des Hasses in mir – abzubauen.

Wenn man zur Glatzen- und Hooliganszene gehört, hat man automatisch viele Feinde in der Bevölkerung und so mangelte es mir nicht an Situationen, in denen ich mich reiben und prügeln konnte. Das verschärfte sich, als mein Freund und Anführer, mit dem alles begann, wegzog und mir beim Abschied die Aufgabe übertrug, dass ich von nun an der Anführer unserer Skinhead-Gruppe sein sollte, um „sein Werk" fortzuführen. Ich sollte „unsere Jungs" anleiten ihren Hass auszuleben, denn die jüngeren Mitglieder unter den Glatzen sahen mittlerweile in mir ein Vorbild und stellten mich auf einen Thron. Sie erkannten nicht, dass ich damals genauso wenig stark und selbstbewusst war, wie sie.

Wie ich in einem anderen Kapitel beschreibe, erfuhr ich viele Jahre später, durch eine spirituelle Rückführung, dass ich in einem meiner früheren Leben, schon öfter unfreiwillig ein Anführer war, der mit sich haderte und dennoch rücksichtslos mit anderen umging. Ich führte viele Male mich und die Mitglieder einer Gruppe oder Sippe in den Tod. Und auch in diesem Leben fand ich mich in einem solchen Verhaltensmuster wieder.

So übernahm ich auch diesmal die Rolle des Anführers, aber gewollt habe ich sie nie. Meine ursprüngliche Motivation ein Skinhead zu werden, war der Wunsch **anders zu sein**. Das wollte ich jedoch friedlich leben, denn tief in mir lehnte ich all die Gewalt ab. Innerlich war ich weich und nicht der Mensch, der sich prügelte und der anderen Schmerzen zufügte. Doch nach außen verkörperte ich Härte und Kälte. Jeder, der mich sah, musste glauben, der personifizierten Gewaltbereitschaft gegenüber zu stehen. Das schürte beim Gegenüber Angst, daher lebte ich gefährlich und brachte mich auch selbst immer wieder in gefährliche Situationen. Bei einem Fußballspiel beispielsweise ging ich soweit, dass ich allein in die Stadionkurve der gegnerischen Mannschaft lief. Wer sich in der Hooliganszene auskennt, weiß, dass man sich damit in Gefahr begibt. Doch mir war das egal. Ich ging in die gegnerische Kurve, provozierte einen Mob von ca. 15 Fans, so lange bis sie mir die Zähne vorne raus gehauen haben. Danach war ich zufrieden und bin gegangen und mit dem Zug wieder nach Hause gefahren. Über 20 Jahre später weiß ich, dass es pervers war das zu tun und ich weiß, dass ich ein Muster bedient habe. Die Schläge die ich als Kind bekommen habe, haben mir gefehlt weil nun mit 23 Jahren mein Stiefvater nicht mehr da war. Ich habe das Muster: Schläge ist Liebe weiter bedient. Ich war regelrecht blind vor Wut und mir war völlig gleichgültig, ob ich dabei übelst verletzt werde.

Ein anderes Mal positionierte ich mich mit nur wenigen Mitgliedern unserer Skinhead-Gruppe vor ein Lokal, in dem sich rund zweihundert türkische Mitbürger aufhielten. Obwohl ich mich auch damit in größter Gefahr befand, provozierte ich wie von Sinnen mit meiner Anwesenheit und mit 5 Jungskinheads und mit Parolen. Die Türken waren schon bereit, auf uns los zu gehen. Mit unserer Parole „Deutschland den Deutschen, Ausländer raus" provozierten wir natürlich die Türken. Die türkische Gruppe schmiedete drinnen bereits Pläne, wie sie sich wehren wollten, was möglicherweise mein Todesurteil gewesen wäre. Die Luft brannte und ich war mit meiner Gruppe hoffnungslos in der Unterzahl. Es wäre leicht gewesen uns eine schmerzhafte, wenn nicht sogar lebensbedrohliche Lektion zu erteilen. Doch auch hier entschied eine glückliche Fügung mein Überleben: Unter den Türken befand sich mein Arbeitskollege, der mich erkannte und ein Einsehen mit mir hatte. Er begann seine Landsleute zu beschwichtigten und davon abzuhalten auf uns loszugehen, in dem er ihnen mein Verhalten damit erklärte, dass ich sturzbetrunken bin, womit er recht hatte. So rettete mir mein türkischer Arbeitskollege damals vermutlich das Leben. Zudem kam zu dieser Aktion auch die Polizei. Und auch unter den Polizisten war auch ein Kumpel, der mich kannte. Er nahm mich nicht in Gewahrsam, sondern schickte mich mit einer Ermahnung weg. Wir gingen wieder in unsere Kneipe und tranken weiter.

So gab es zahlreiche Situationen, in denen ich mein Leben aufs Spiel setzte, weil ich mir selbst nichts wert war. Ich sah in meinem Dasein auf dieser Welt keinen Sinn und ich hasste mich selbst am meisten. Das führte dazu, dass ich weder auf mich, noch auf andere Rücksicht nahm.

Doch ich bemerkte zunehmend, dass ich all die Brutalität und die Gewalt nicht mehr wollte. Ich spürte in meinem Herzen eine Sehnsucht nach einem anderen friedlichen Leben in Liebe. Bisher hatte ich nicht auf meine innere Stimme gehört. Doch immer öfter hatte ich das Bedürfnis neu anzufangen. Mir wurde mehr denn je bewusst, dass ich dazu diese Lebensphase, in der ich mich den Skinheads und den Hooligans zugehörig fühlte, hinter mir lassen musste. Ich ahnte, welche Konflikte unter meinem Hass verborgen liegen und dass ich diese nur in der Auseinandersetzung mit mir selbst lösen konnte. Doch bis es soweit war, brauchte ich noch weitere Anstöße.

Stärker als der Seelenschmerz – meine Tätowierungen

Menschen, die mir begegnen, bleiben mit ihren Blicken häufig an meinen Tätowierungen hängen. Sie sehen die unzähligen ineinander greifenden Bilder auf meinen Armen, auf meinen Beinen und erst danach blicken sie mir ins Gesicht. Ich nehme wahr, wie sich ihre Gesichtszüge nicht selten zu einem Entsetzen formen, das vermuten lässt, dass sie in diesem Moment bereits ihr Urteil über mich gefällt und mich in ihre persönliche Schublade eingeordnet haben. Daran habe ich mich im Laufe der Jahre gewöhnt. Ihre Reaktionen, die nicht selten Unverständnis verraten, sind mir längst vertraut.

Für mich sind meine Tätowierungen weit mehr, als ein Klischee, das mich einer Spezis zuordnet. All diese Bilder auf meiner Haut: *Sie spiegeln mein Leben.*

In den frühen Jahren meiner Kindheit versuchte ich Aufmerksamkeit und Liebe durch freundliche Anpassung zu bekommen, doch ich bekam nicht, was ich dringend brauchte. So entwickelte ich mich mehr und mehr zum unangenehmen Rebell. Als Jugendlicher erschien entdeckte ich die Möglichkeit der Rebellion, indem ich begann mich tätowieren zu lassen. Es war eine Auflehnung gegen meine Eltern, gegen das angepasst sein, gegen Selbstverleugnung und auch gegen all die spießigen uniformierten *Normalmenschen,* von denen ich in meinem Leben enttäuscht worden war, weil sie mein Vertrauen missbraucht hatten. Ich verurteilte viele Menschen und wollte sie von mir fernhalten und um keinen Preis der Welt so sein wie sie. *Ich wollte anders sein – anders durch Tätowierungen.* Dass ich mich durch diese Verurteilung der Anderen von der Liebe zu mir selbst abtrennte und damit all die Wut auch gegen mich richtete, war mir damals nicht bewusst.

Doch während ich nach außen rebellierte, war ich innerlich angefüllt von Angst und dem Gefühl nichts wert zu sein. Diese Gedanken der Minderwertigkeit wollte ich äußerlich verbergen. Keiner sollte sie sehen.

In dieser Zeit sah ich bei Fußballspielen häufig Hooligans mit Tätowierungen. In meinen Augen waren es allesamt harte Typen, die das durch ihre eingebrannten Bilder auf der Haut unterstrichen. Es hat mir damals imponiert, weil ich glaubte wahrzunehmen, dass sich diese Jungs nicht nur durch ihr äußeres Erscheinungsbild, sondern auch durch ihr Verhalten von anderen unterschieden. Sie verhielten sich anders – unangepasster – genau so, wie ich es sein wollte. Auch in der Skinhead-Szene waren Tätowierungen sehr verbreitet. Und so spürte ich immer dringlicher den Wunsch dem nachzueifern. Doch da ich als Jugendlicher noch unerfahren darin war, wie man zu einem professionellen Tattoo kommt und zudem auch relativ mittellos, beschloss ich mir meine erste Tätowierung selbst zu stechen. Grob und unerschrocken, machte ich mich heimlich in meinem Kinderzimmer mit einer Nadel und Tusche ans Werk. Ich spürte keinen Schmerz. Unvorstellbarer Weise bekam ich es hin, dass auf meinem linken Unterarm ein Wort sichtbar wurde, dass sich Oi! nannte. Das Zeichen symbolisiert die unpolitische Punk- und Skinhead-Musik. Dieses mickrige unprofessionell gestochene Bildchen gab mir absurderweise bereits einen Hauch des Gefühls anders zu sein. Mit nur zwei Buchstaben auf der Haut fühlte ich mich als etwas Besonderes. *„So einfach war das also"*, dachte ich. *„Ich fülle meine Haut mit Bildern und in mir entsteht ein neues Gefühl. Wunderbar."* Das motivierte mich bald ein weiteres Zeichen auf meiner linken Fußsohle zu platzieren. Es war ein Pentagramm, das Schriftzeichen für Heavy Metall.

Vorerst wählte ich für meine Körperbemalung Stellen, die ich mit Kleidung bedecken konnte, denn die Angst vor meinem Stiefvater saß mir ständig im Nacken, weil er mir seit Jahren mit Schlägen drohte, falls ich mich tätowieren lassen würde. Als ich Volljährig wurde, wäre ich rein rechtlich von seiner Diktatur frei gewesen. Doch was nutze mir dieses theoretische Wissen, wenn in mir nach wie vor eine unvorstellbare Angst vor ihm tief verwurzelt war. Er hatte derartige Macht über meine Gefühle, dass ich mich womöglich bis heute von ihm hätte einschüchtern lassen, wenn ich mir nicht Jahre später meiner eigenen Schöpferkraft und Macht bewusst geworden wäre.

Immerhin traute ich mich damals mir einen professionellen Tätowierer zu suchen. In den 80er Jahren war diese Berufsgruppe eine Seltenheit, genauso wie das Tragen von Tätowierungen. Es galt als Ausdrucks der Zugehörigkeit zu einer Gruppe wie Schläger, Rowdys, Aufrührer oder Insassen eines Gefängnisses. Es brauchte Mut, sich zu diesen Stigmatisierten zuordnen zu lassen. Heute hat es sich umgekehrt. Tätowierungen sind zum allgemeinen Modetrend geworden. In einer Zeit, als nur wenige Jugendliche es wagten ihre Haut für die Ewigkeit mit Bildern zu bepflastern, bekam ich von einem professionellen Tätowierer mein erstes Tattoo am rechten Oberarm – ein großer grüner Drache. Ich habe mir damals noch keine Gedanken darüber gemacht, was dieses Motiv für eine Bedeutung haben könnte. Er hat mir damals schlicht weg gefallen. Heute weiß ich, dass Drachen für Mut und Stärke stehen.

Während mir der Tätowierer über mehrere Stunden hinweg mit seinem fiesen Nadelgerät in die Haut stach, spürte ich zum ersten Mal diesen unvorstellbar **höllischen Schmerz,** der damit verbunden war. Diese stechenden heißen Wunden, die dabei entstanden, forderten mehrere Wochen meine volle Aufmerksamkeit und vereinnahmten mich. Dieser körperliche Schmerz lenkte mich ab vom Schmerz in meiner Seele. Dadurch entstand in mir eine Sehnsucht – ein Seelenhunger – der mich antrieb meinen Körper mehr und mehr tätowieren zu lassen.

Und es kam noch perfider. Ich hielt dieses schmerzhafte Leiden für Liebe. In meiner Kindheit mangelte es mir durchgehend an einem warmherzigen Umgang durch meine Eltern und durch andere Bezugspersonen. Ich bekam in der Regel dann Aufmerksamkeit, wenn man mich für ein Verhalten bestrafen wollte. Ich wusste nicht, wie es sich anfühlt, geliebt und angenommen zu sein, denn die Prügel, die ich regelmäßig bekommen hatte, waren beinahe die einzige Form der Zuwendung, die ich kannte. Durch den Schmerz, den ich als Kind während der Schläge und Bestrafungen empfand, begann ich mich und meinen Körper zu spüren. Diese Pein war für mich Seelennahrung, die ich mit Liebe verwechselte. Diesen vermeintlichen **liebevollen**

Schmerz holte ich mir nun als Erwachsener durch die Tätowierungen in mein Leben. In dem ich Bild für Bild auf meinem Körper platzierte, gab ich mir unbewusst eine Form der Zuneigung.

Die Motive, die ich anfangs wählte, entsprangen vorwiegend der Skinhead-Szene, in der ich mich bewegte. Ein Sensenmann am linken Oberarm, als Zeichen für den Tod, mit dem ich damals sympathisierte, brachte mein unbewusstes NEIN zum Leben zum Ausdruck. Auf meiner Brust über dem Herzen folgten ein Skinhead mit einer schwarz-weiß-roten Fahne sowie eine Spinne im Netz. Allesamt Motive die eine negative Ausstrahlung hatten.

Bisher war es mir gelungen die tätowierten Körperstellen unter meiner Kleidung zu verstecken. Doch mit jedem Bild das dazu kam, war kaum mehr möglich. So musste ich mich schon bald einer Realität stellen, die mir vermutlich noch weit mehr Schmerzen einbringen würde. Wann würde mein Stiefvater meine verborgenden Tätowierungen entdeckte? Was wird dann mit mir passieren? Ich fürchtete mich unvorstellbar vor diesem Augenblick. Und so kam der Tag an dem er sah, was er nicht sehen sollte – meine Bilder auf der Haut. Die Hölle öffnete sich. Er schrie, tobte und erhob drohend die Faust. Doch weil ich lange vorher wusste, dass diese grauenvolle Konfrontation unausweichlich war, tat ich in diesem Moment etwas, wovon ich selbst überrascht war. Ich ließ geschehen, was ich nicht ändern konnte und nahm an, was auf mich zukam. Mit der ganzen Kraft meines Rückrates stand ich aufrecht mit erhobenem Haupt vor meinem tobenden Stiefvater. Ich spürte in diesem Moment nur mehr mein Sein – keine Angst, keine Panik. Ich stand vollkommen meiner selbst bewusst vor ihm und machte die unvorstellbare Erfahrung, dass er sich nicht traute, zuzuschlagen. Es war unfassbar. Von Angesicht zu Angesicht war er mir gegenüber plötzlich schwach geworden. Und möglicherweise wurde ihm klar, dass er auch mit größter Brutalität die Tätowierungen auf meinem Körper nicht ungeschehen hätte machen können. Sie waren da – eingebrannt für die Ewigkeit. Ihm blieben nur drohende und verletzende Worte. Er war für diesen Moment machtlos über mich geworden.

Geprägt von diesem Erlebnis, stieg mein Drang enorm weitere Tätowierungen auf meinem Körper zu tragen. Zudem erfüllte jedes Bild, das hinzu kam, mein Bedürfnis **anders** zu sein und widersinniger Weise fühlte ich mich dadurch auch angesehener, denn bei meinen Kumpels – den Hooligans, Skinheads und Heavy Metall Typen – war jede neue Tätowierung eine Attraktion. Ich stand im Mittelpunkt und bekam Anerkennung, etwas was ich bisher kaum kannte.

Die Auswahl der Körperstellen, an denen ich unbedingt Tätowierungen haben wollte, worden immer extremer. Unerschrocken ließ ich mir üppige und bunte Bilder an Brustkorb, Armen, Waden, Schienbein, Fußgelenken und sogar in den Achselhöhlen tätowieren. Es tat höllisch weh. Doch ich brauchte dieses selbstauferlegte Schmerzgefühl und die ungewöhnlichen Stellen ermöglichten es mir noch stärker zu leiden. Eine weitflächige Körperbebilderung, noch dazu mit bunten Farben, zieht sich oft über Jahre hin, weil die Haut und der Organismus sich nach jedem Eingriff zunächst regenerieren müssen. So sicherte ich mir für lange Zeit furchtbare Schmerzen und eine regelmäßige Beschäftigung. Zudem half mir jeder Termin beim Tätowierer einen Teil meiner Aggressionen abzubauen. Das stellte mich still.

Erst mit Mitte zwanzig hatte ich es geschafft beide Arme und meinen gesamten Brustkorb vollkommen tätowiert zu haben.

Ich trug nun keltische Motive sowie Gesichter von Wikingern und deren Gott Thor auf der Haut. Kraftsymbole. Wikinger waren starke Menschen und Krieger, mit denen ich mich verbunden fühlte, weil die Vorstellung, dass ich Bilder ihres tapferen Kampfes und ihrer Eroberungen auf meinem Körper trug, mir half meine innere Schwäche nach außen zu überdecken. Doch auch Kultfiguren und Horrorgestalten, wie Freddy Krüger fanden auf meinem Körper Platz. Es wurde ein üppiges buntes Ineinandergreifen von Figuren, Farben und Motiven. Wenn ich in meinem Heimatort mit den unzähligen sichtbaren Tätowierungen durch die Straßen lief, wurde ich von allen Seiten angegafft. Ich spürte, dass viele Leute Angst vor mir hatten. Aus mir strömte jede Menge Wut. Ich hätte damals all die Menschen in der

Fußgängerzone am liebsten verprügelt, weil ihr Blick auf mich wie ein Angriff wirkte. Wenn sie mich anstarrten, dann drehte ich ihnen mein Hassgesicht entgegen, weil ich sie provozieren und abschrecken wollte. Das bewirkte tatsächlich, dass sie den Blick von mir abwendeten. Genau das wollte ich, weil ich dadurch Sicherheit bekam, dass mir einer von ihnen zu nah kommt und mich seelisch verletzt.

Und ich setzte noch eins oben drauf. Mit Anfang dreißig entdeckte ich die wunderbare Welt der Piercings. Auch hier zog mich zunächst wieder die Sehnsucht nach Schmerz an. Ein Zungen-Piercing in Form einer großen Kugel, der mit seinem Schafft meine Zunge in der Mitte durchbohrte und sich bei jeder Bewegung im Mund bemerkbar machte, führte zu einer starken Entzündungen an der Einstichstelle. Das brachte mir idealerweise wieder fünf Wochen Schmerzen.

Doch damit war es nicht genug. Weil ich mich nicht lieben und annehmen konnte, meldete sich ein rastloser Zwang in mir „immerzu anders zu sein". Wenn die Anderen an einer bestimmten Stelle tätowiert oder gepierct waren, an der ich das auch war, dann fühlte ich mich gezwungen, einen Schritt weiter zu gehen. Auch wenn das bedeutete immer extremere Stellen am Körper zu finden. Ich trat in meinem Freundeskreis in einen Piercing-Wettstreit. Diese Abgrenzung gelang mir bestens durch das Piercen im Intimbereich. So ein Eingriff ist nichts für Feiglinge. Und so ließ ich mir in meinen Penis den, in Insiderkreisen bekannten, Prinz Albert in die Eichel und durch die Harnröhre stechen ließ. Wer sich jemals an dieser Stelle piercen lassen hat, weiß, was das bedeutet. Es war mit grauenvollen Schmerzen verbunden und der Heilungsprozess dauerte Monate.

Auf diese unsanfte und lieblose Weise hatte ich mich bis zum Alter von dreiunddreißig Jahren in verschiedenster Weise malträtiert und herausgefordert. Mit den zahlreichen Tätowierungen und Piercings erschuf ich mir einen Körper, der meinen inneren Seelenzustand nach außen wiederspiegelte. Es war eine Art Kleid für mich, das dazu diente Menschen von mir fernzuhalten. Doch diese Absicht veränderte sich auf wunderbare Weise auf dem Weg meiner Transformation. Zwar kamen auch in diesen Jahren weitere Bilder auf meinem Körper hinzu, jedoch haben diese nun eine ganz andere Botschaft, als jene davor. Sie zeigen deutlich meine seelische Weiterentwicklung. Davon erzähle ich mit Freude in einem der nächsten Kapitel, denn vorher wurde ich noch mit anderen Herausforderungen konfrontiert, denen ich mich stellen durfte.

Frauen und ich

Viele Jahre meines Lebens hatte ich keine Ahnung, was ich mit Frauen anfangen sollte. Während meine Freunde mit Leichtigkeit unzählige Erfahrungen mit wechselnden Freundinnen zu sammeln schienen, wehrte sich in mir alles dagegen mich Mädchen und später Frauen zu nähern. Wie sollte ich mich ihnen gegenüber verhalten? Hin und wieder begegneten mir weibliche Wesen, die sich zu mir hingezogen fühlten und mir das deutlich zu verstehen gaben, doch das löste nichts in mir aus.

Mit Sechzehn ließ ich mich wiederwillig dazu hinreißen mit einem Mädchen das damals sogenannte Petting auszuprobieren, um herauszufinden, wie es sich anfühlt zu berühren und zu küssen. Mechanisch spulte ich ein Programm ab, von dem ich glaubte, dass man es so machen sollte. Doch ich empfand kaum etwas Schönes dabei, es berührte nicht mein Herz und ich hielt das, was meine Freunde begeistert von ihren sexuellen Abenteuern berichteten, für überbewertet.

Dennoch hatte ich mir vorgenommen „mein erstes Mal" vor meinem 19. oder 20. Geburtstag durchzuziehen. Während eines Trips mit meinen Fußballkumpels hatten wir, wie so oft, massenhaft Alkohol getrunken und so fand ich mich bald in einem tschechischen Nachtclub wieder. Es dauerte nicht lange bis mich eine Prostituierte ansprach und 100,- DM für eine kurze Dienstleistung wollte. Ich warf einen Blick auf ihr Gesicht und ihren Körper und hörte mich, wie mir ein *„Ok…"* über die Lippen rutschte, ohne eine Ahnung davon zu haben, was mich erwarten würde. Sie lotste mich zu einem Taxi, das uns ins Nirwana fuhr. In einer dunklen Wohnung angekommen, ging es ziemlich schnell und emotionslos zur Sache. Sie öffnete routiniert meine Hose, stülpte mir ein Kondom über, legte sich teilnahmslos vor mich hin und zeigte keinerlei Ambitionen sich mir zu nähern. Da stand ich nun unerfahren, stockbetrunken und willig meine Entjungferung hinter mich zu bringen. Glücklicherweise hatte ich vorher bereits einige Pornofilme gesehen und somit einen Hauch von Ahnung, wie ich vorzugehen hatte. Ich tastete mich unbeholfen voran, landete schließlich in einer Stellung, die es mir ermöglichte in sie einzudringen und bewegte mich so, wie ich es in Filmen gesehen hatte. Es dauerte eine Ewigkeit bis ich bei mir einen Funken von Erregung spürte, die mich zu einem Höhepunkt hätte bringen könnten. Und anstatt abzuspritzen, schlief ich stockbetrunken auf ihr ein. Sie rüttelte mich wach und wollte meinen kläglichen Versuch beenden. Doch ich bestand darauf, von ihr das zu bekommen, was ich bereits bezahlt hatte, einen Orgasmus. Vermutlich hatte sie Mitleid mit mir, denn sie zeigte sich schnell kooperativ indem sie mir rational zum Ende verhalf. Endlich – ich war entjungfert – von einer Prostituierten in einer schmutzigen Wohnung in Prag – frustrierend. Damals entsprach es meinem inneren Fühlen und Denken über mich selbst. Mehr war ich mir nicht wert.

Es brauchte Monate bis ich nach diesem Erlebnis weitere zögerliche Annäherungsversuche bei Frauen wagte. Doch keiner dieser Kontakte konnte mich erwärmen. Liebevolle Gefühle für Frauen zu entwickeln, blieb eine Horrorvorstellung für mich. Wie hätte das auch möglich sein sollen? Ich spürte mich ja selbst kaum.

Ich hatte ein Bild verinnerlicht, das mir suggerierte, dass Frauen Scheiße sind, dass sie mich verletzen und dass ich ihnen besser nicht vertrauen sollte. Es entsprach den Erfahrungen, die ich mit meiner Mutter gemacht hatte. Niemals wollte ich einer Frau begegnen, die in ihrem Verhalten meiner Mutter ähnlich ist. Doch genau diese Art von Frauen zog ich an.

Erst mit 23 Jahren begegnete mir in der Skinhead-Szene auf einem Konzert ein Mädchen, die tatsächlich meine erste Freundin wurde. Sie wohnte ca. 140 km entfernt und so verabredeten wir uns öfter. Halbherzig und vorsichtig tastete ich mich an diese Beziehung heran. Auch wenn ich mit ihr neue und etwas schönere Erfahrungen machen durfte, als alles was ich vorher erlebt hatte, entstand dennoch keine liebevolle Nähe zwischen uns. Sie war ein Renee – ein Glatzenmädchen, was uns zwar anfangs auf Augenhöhe begegnen ließ, doch das verhinderte nicht, dass sie im Laufe der Zeit mir gegenüber immer dominanter wurde. In den sechs Jahren, in denen wir zusammen waren, steigerte sie sich enorm in ihren Bestrebungen mich verändern zu wollen. Sie hatte eine Lehre als Bankkauffrau begonnen und passte sich der vorgegebenen Normen der Gesellschaft durch ihren Kleidungsstil und durch ihr Verhalten immer mehr an. In ihrem Arbeitsumfeld begann sie sich vor ihren Kollegen für mich – ihren Freund – zu schämen. Sie kritisierte meine Kleidung und meine Tätowierungen. Das kränkte mich und machte mich unglaublich wütend. Sie wollte mir meine Identität und damit auch meinen Schutz wegnehmen. Sie wurde zunehmend eine Gefahr für mich und ich nahm diese Beziehung zu ihr als große Belastung wahr, dennoch brachte ich nicht den Mut auf, sie zu verlassen. Innerlich war ich zu feige und zu schwach. Ich blieb und hielt aus und sorgte dafür, dass ich die meiste Zeit betrunken war.

Heute weiß ich, dass sich damals für mich eine Erfahrung – ein Verhaltensmuster – wiederholte. Als Kind trat meine Mutter mir gegenüber ebenso bestimmend auf, wie nun meine Freundin. Ich hielt dieses Verhalten einer Frau mir gegenüber für normal, weil ich keinen anderen Umgang kannte.

Zu gleichen Zeit, als ich meine erste Beziehungserfahrung mit dieser Freundin machte, trennten sich meine Mutter und mein Stiefvater nach 18 Jahren Ehe. Und nicht nur das, mein Stiefvater wurde wegen Betruges verurteilt und kam mehrere Jahre in den Knast. Von nun an, musste meine Mutter für ihren Lebensunterhalt und für meinen jüngeren Halbbruder allein sorgen und Geld verdienen. Daher kam sie auf die Idee wieder mit mir und noch besser, mit meiner Freundin, zusammen unter ein Dach zu ziehen. Wir hatten beide einen Job und ein regelmäßiges Einkommen. Obwohl auch unser Geld knapp war, willigte ich ein. Ich muss von allen guten Geistern verlassen gewesen sein und ich frage mich aus heutiger Sicht, wie ich mich auf diese Großfamilien-Wohnkonstellation einlassen konnte? Doch damals erschien mir das passend. Anfangs funktionierte unsere WG gut. Meine Mutter kochte und übernahm einen großen Teil des Haushaltes. Doch schon bald traten zwischen meiner Mutter und meiner Freundin Rivalitäten und Spannungen auf. Meine Freundin fühlte sich zunehmend von meiner Mutter tyrannisiert und forderte von mir, dass ich sie ihr gegenüber verteidige. Das weckte den Beschützer-Instinkt in mir und ich begann unbewusst in dieser Wohnung Tag und Nacht auf der Lauer nach dem „Feind" zu sein. In dieser Phase entwickelte ich Schlafstörungen, was für mich zur großen Belastung wurde, die unvorstellbarerweise bis heute anhalten.

Durch unser Zusammenwohnen begegnete sich unser generationsübergreifender Bekanntenkreis und so besuchte uns öfter mein damals gleichaltriger Freund. So entwickelte es sich, dass meine Mutter nicht nur in meiner Freundin eine Rivalin sah, sondern auch in meinem damals besten Kumpel einen potentiellen Liebhaber entdeckte. Das Unfassbare trat ein. Meine Mutter und er wurden ein Paar. Als ich das bemerkte, fühlte ich mich unglaublich hintergangen. Nicht nur der Altersunterschied von mehr als zwanzig Jahren zwischen meiner Mutter und meinem Freund war gravierend, auch das Gefühl von beiden betrogen wurden zu sein, verletzte meine Seele. In dieser Situation wiederholte sich wieder ein ungelöstes Trauma. Bereits in meiner Kindheit hatte ich das Gefühl, dass mich meine Mutter mit ihren guten Gefühlen – emotional – für einen anderen Mann – für meinen Stiefvater, verlassen und verraten hatte. Als sie ihn kennenlernte, wurden wir Kinder für sie mehr und mehr zur Last und sie verlor das liebevolle Interesse für uns. Diese alte Wunde, kam nun durch diese Situation geballt in mir hoch. Ich spürte unvorstellbare Wut auf meine Mutter und ihren bzw. meinen Freund. Da ich damals mit diesen hochkochenden Gefühlen noch nicht umgehen konnte, provozierte ich hitzig eine Prügelei zwischen meinem Freund und mir. Das führte soweit, dass ich voller Hass eine Tür einschlug. Damit war das Ende unseres Zusammenwohnens erreicht und gleichzeitig der Anfang für eine lange Zeit, in der ich keinen Kontakt zu meiner Mutter hatte. Ich war aus ihrer Welt ausradiert wurden. Zehn lange Jahre hörte und sah ich nichts mehr von ihr und teilweise auch nicht von anderen Familienmitgliedern. Ich zog mit meiner neuen Freundin in eine eigene Wohnung und begann den Alkohol noch mehr zu lieben und die Abwärtsspirale anzukurbeln.

Trotz meiner Opferrolle, meinte es das Schicksal dennoch gut mir mit. Auf einer Faschingsfeier lief mir eine Kollegin über den Weg, die ich flüchtig kannte und die mich an diesem Abend so anbaggerte, dass ich es kaum zu ignorieren war. Ich ließ mich anfänglich auf ein Sex-Abenteuer mit ihr ein und erfuhr etwas Unerwartetes: Zum ersten Mal in meinem Leben spürte ich Gefühle von Geborgenheit bei einer Frau. Nach zwei Wochen Doppelleben stellte sie mich vor die Wahl, dass ich entweder die Beziehung zu meiner bisherigen Freundin beenden soll, um mit ihr zusammen zu leben oder es sei mit ihr vorbei. Ich nahm meinen Mut zusammen und entschied mich für die neue Beziehung mit ihr und hinterließ eine zutiefst verletzte erste Freundin.

Knapp drei Jahre lang fühlte ich mich geliebt und geborgen. Doch die Probleme ließen auch hier nicht lange auf sich warten. Ich hatte das Muster verinnerlicht, dass ich für eine Frau zu sorgen hatte und viele Aufgaben für sie übernehmen *„muss"*. Von meiner Mutter wurde ich oft mit Nachdruck dazu angehalten unermüdlich im Haushalt mitzuhelfen und nicht damit aufzuhören. Also wiederholte ich das unbewusst in dieser Partnerschaft und kümmerte mich um den Haushalt, putzte und kochte in unserer gemeinsamen Wohnung bis meine Freundin sich eines Tages beschwerte, weil ich sie nichts übernehmen ließ. Bei diesem Satz fiel es mir wie Schuppen von den Augen, was ich hier tat. Ich lebte den Glaubenssatz *„ich bin für alles verantwortlich…",* den ich aus meiner Kindheit verinnerlicht hatte, ohne dieses Dogma zu erkennen und zu hinterfragen. Einmal sagte sie zu mir: „Du bist wie deine Mutter". Sie kannte sie nicht. Ich kochte vor Wut als ich das hörte. Ich wie meine Mutter??? Das war zu viel. Da ich sie ja noch hasste. Ich sagte sie soll das nie wieder sagen, da ich sonst für nichts garantieren könne. Da hätte ich wahrscheinlich zum zigsten mal eine Frau geschlagen. Im Zusammenleben mit dieser Freundin erkannte ich genau das. Und so selbst aktiv, wie diese Freundin sich anfangs in mein Leben gedrängt hatte, so verschwand sie auch wieder. Unerwartet trennte sie sich von mir, ohne die genauen Gründe ausdrücken zu können. Zwar sagte sie, dass ihr ein Zusammensein mit mir nicht mehr möglich wäre, weil sie mich in meinem Verhalten als zu extrem empfand und mein täglicher Alkoholkonsum spielte auch eine Rolle, dennoch blieb die endgültige Erklärung offen. Viele Jahre später, als ich mich der Spiritualität geöffnet hatte, machte ich eine Familienaufstellung zu diesen für mich lange Zeit unklaren Trennungsgründen, weil ich endlich die Hintergründe erfahren wollte. Dabei zeigte sich, dass meine damalige Freundin während unserer Partnerschaft unbewusst die starke Energie meiner Mutter spürte, obwohl sie meine Mutter nie kennengelernt hatte. In Bezug auf mich spürte sie unvorstellbarer weise durch meine Mutter eine Rivalität. So etwas kann wirken, auch wenn diese Person nicht anwesend ist oder wenn man mit ihr keinen Kontakt hat. Ich erfuhr in dieser Familienaufstellung, dass ich in einem früheren Leben mit meiner Mutter verheiratet war. Diese Energieanteile waren noch da und bewirkten, dass sich meine damalige Freundin von meiner Mutter weggedrückt fühlte. Das zu erfahren, hat meinen Blickwinkel auf das damalige Ende unserer Beziehung stark relativiert und geheilt. Zudem konnte ich diese Form der Verstrickung mit meiner Mutter dadurch endlich auflösen.

Doch vorher hatte ich den Schock des Verlassen-wurden-Seins zu verarbeiten. In den ersten Monaten nach der Trennung von meiner zweiten Freundin, fühlte ich mich am Boden zerstört, frustriert und unendlich allein. Ich sah kaum mehr einen Sinn in meinem Leben und ging eine noch engere Beziehung mit dem Alkohol ein. Gelegentlich gelang es mir wechselnde Frauen für einen One-Night-Stand aufzureißen. Und wieder bekam ich eine schmerzhafte Lektion erteilt. Ich verbrachte stockbetrunken eine Nacht mit einer Frau, die mir nüchtern niemals gefallen hätte. Sie war ungepflegt, ohne Ausstrahlung und krampfhaft auf der Suche nach einem Mann. Nach unserem unverbindlichen und leider ungeschützten Sex, verbreitete sie wenig später in meinem Freundeskreis die Nachricht, dass sie von mir schwanger sei. Schock! Ich war gelähmt und vollkommen unfähig darauf zu reagieren. Anstatt entsetzt und wütend an ihrer Tür zu klingeln und Beweise für eine Schwangerschaft zu fordern, fühlte ich mich ohnmächtig und forschte nicht nach. Die hohlen Worte dieser dreisten Person genügten, um all meine Kleinheitsgefühle zu aktivieren. Ich fühlte mich als Opfer der Situation. Unvorstellbare neun Monate lang, lebte ich mit der Angst und der furchtbaren Überzeugung ein Kind mit einer Frau gezeugt zu haben, die mir nichts bedeutet und zu der ich auch keinen Kontakt wollte. Dass sie eine Lügnerin sein könnte, die auf perfide Weise erreichen wollte, mich mit einem Kind an sich zu binden, zog ich nicht in Erwägung. Leider nicht – denn sie war mehr als das. Sie trieb es sogar soweit, dass sie sich um den potentiellen Entbindungszeitraum den Kinderwagen ihrer Freundin auslieh und damit durch die Stadt spazierte, um sich mit einem Baby zu zeigen. Erst durch Bekannte erfuhr ich, welches Spiel sie trieb und worauf ich reingefallen war. Unglaublich! Und es ging noch weiter. Nach diesem Erlebnis des Grauens entwickelte ich eine fundamentale Angst vor Sex, was meine zukünftigen Kontakte zu Frauen erneut enorm beeinträchtigte. Ich zog sozusagen den Schwanz ein. Meine spärlichen und zaghaft erprobten Fähigkeiten Freude am Sex zu empfinden, waren extrem geschwächt wurden. Über zwei Jahre lang war es mir nicht mehr möglich mit einer Frau zu schlafen. Zudem mangelte es mir an Vorstellungsvermögen und Vertrauen, dass eine emotionale Beziehung zu einer Frau etwas Schönes und Nährendes sein kann. Meine schmerzlichen Erfahrungen hatten mir immer wieder die Bestätigung dafür geliefert.

Noch viele Jahre später beschränkte ich mich darauf, mich höchstens ein bis zwei Mal im Jahr einer Frau körperlich zu nähern. Ich ging dabei jedes Mal ziemlich rationell und mit nur wenigen Emotionen vor. Den Rest des Jahres legte ich selbst Hand an mich. Das war mir vertraut, unkompliziert und machte mir keine Angst, so wie es die Nähe zu einer Frau tat.

Dennoch kroch der Wunsch nach einer Partnerin immer wieder in mir hoch – nach dem Gefühl nicht mehr allein zu sein. Ich wagte gelegentlich Versuche einige von den wenigen Frauen, mit denen ich mehr als einmal Sex hatte und die mir auch danach noch gefielen, vorsichtig zu fragen, ob sie sich vorstellen könnten es mit mir in einer Beziehung zu versuchen. Doch ich bekam immer eine Abfuhr. Und auch umgekehrt kam es vor, dass mich Frauen danach fragten. Doch es waren meist diejenigen, die mir nicht gefielen, die klammerten oder mit denen ich keine weitere Zeit verbringen wollte. Es passte nie. Heute weiß ich, dass ich all die Jahre innerlich noch nicht bereit dazu war. In mir nagte nach wie vor das Gefühl der Wertlosigkeit und es mangelte mir an jeglicher Selbstliebe.

Obwohl ich bereits Stück für Stück begann alte Muster und offene Wunden zu erkennen, die mich davon trennten zu vertrauen, brauchte es noch einige Lernaufgaben, um hartnäckige Verstrickungen aufzulösen.

Ich litt lange Zeit an einer unfreiwilligen emotionalen Verschlossenheit. Meine inneren Mauern konnte keine Frau durchdringen, schon gleich gar nicht, wenn sie nur ansatzweise zu verstehen gab, dass sie sowas wie eine Beziehung mit mir wollte.

Erst nach einem sehr langen spirituellen Entwicklungsweg – mindestens 6-7 Jahre lang – wagte ich es zaghaft mein Herz zu öffnen. Ich hatte eine Frau kennengelernt, die große Gefühle in mir auslöste. Sie war klein, blond, erinnerte mich an eine kleine Elfe und sie erschien mir in meinen Augen als schutzbedürftig und irgendwie nicht richtig greifbar. Das reizte mich scheinbar. Ich begann sowas wie Liebe zu empfinden, ihr ging es anfangs ebenso und so erlebten wir eine total schöne, wenn auch kurze Zeit, miteinander. Und es gab Momente, da dachte ich an die Ewigkeit. Mit dieser Frau wollte ich alt werden.

Doch so wie ich, war auch sie noch schmerzhaft mit ihrer Vergangenheit verstrickt und zutiefst unfrei. In ihrer aktuellen Lebenssituation – sie lebte in Trennung vom Vater ihres Kindes – zeigten sich jede Menge Probleme. Zunächst löste das in mir erneut den Helferinstinkt aus, den ich früher bei meiner Mutter entwickelt habe und ich wollte sie retten, befreien und verlor dabei mich und meine Bedürfnisse aus den Augen. Schon nach wenigen Monaten begann diese Frau sich von mir zurück zu ziehen. Anfangs tat sie das in der Begründung, dass sie etwas Abstand von mir bräuchte, um die endgültige Trennung von ihrem Mann hinter sich zu bringen. Danach würde sie sich wieder melden. Ich glaubte und vertraute und wartete und wartete, wochenlang, monatelang, doch ich bekam kein Zeichen von ihr. Ich gab mich mit halbseidenen und vertröstenden SMS Nachrichten zufrieden, verzweifelte beinahe daran und fühlte mich ohnmächtig etwas zu tun. Einerseits wollte ich sie nicht bedrängen und ihr die Zeit lassen, die sie glaubte zu brauchen, andererseits sehnte ich mich nach Klarheit, wie es mit uns weiter geht. Doch diese Klarheit gab sie mir nicht, sie spielte mit mir und ich ließ es zu.

Wieder machte ich mich unvorstellbar klein in dieser Zeit und war gefangen in lähmender Angst. Wieder hatte eine Frau eine alte Wunde in mir geweckt. Sie machte mich zum Bettler. Nach einem halben Jahr des Wartens erfuhr ich, dass sie mit einem anderen Mann zusammen war und von ihm ihr zweites Kind erwartete. Es zog mir den Boden unter den Füßen weg, es war ein emotional gewaltiger Schlag ins Gesicht, den mir diese Frau versetzte und er wurde zu einer weiteren riesigen Wunde in meiner Seele. Und als ob das an Seelenschmerz nicht gereicht hätte, so hielt mein Herz auch noch lange Zeit an dieser Frau fest. Ich versuchte den Kontakt zu ihr zu halten, schrieb Briefe und verfolgte ihre Lebenssituation mit nun zwei Kindern von verschiedenen Männern. Sie verstrickte sich in ihrem Leben erneut in Chaos und Lügen und es dauerte ein weiteres Jahr, in denen ich es zu ließ, dass sie mich warm hielt und ich unermüdlich hoffte, dass es einen glücklichen Ausgang meines Wartens auf sie geben würde. Ich litt entsetzlich. Das Gefühl wieder verlassen worden zu sein, wollte ich lange Zeit nicht wahrhaben – nicht fühlen – nicht annehmen. Doch genau das sollte meine Lernaufgabe – meine Transformation – in dieser Situation sein – durchzugehen durch diese Art von Schmerz. Diese kleine Elfe löste eine geballte Ladung an Verlustängsten, Wut und Ohnmacht in mir aus, gepaart mit dem Gefühl nichts wert zu sein und sie bestätigte mir meine unbewusste Erwartung, dass Liebe Schmerz bedeutet. Erst als ich Stück für Stück begann die Realität anzuerkennen – JA zu sagen, zu dem was ist – und zu erkennen, welche alten Verletzungen aus meiner Kindheit und möglicherweise auch aus früheren Leben dahinter steckten, ermöglichte mir die Auflösung dieser schmerzhaften Gefühle. Es kostete mich viele schlaflose Nächte, mehrere Readings und Transformationssitzungen sowie jede Menge Selbsterkenntnisse, damit ich heute tiefe Versöhnung für diese wichtige Beziehungserfahrung spüren kann. Das Geschenk in unserer Verbindung lag darin, all die Emotionen hochzuholen. Trotz allen Leidens und aller Schmerzen, die sie mir bescherte, hat sie einen Platz in meinem Herzen und ich kann sie als einen lieben und wertvollen Menschen in meinem Leben sehen, so wie ich jeder Frau in meinem Leben dankbar für das, was sie in mir unbewusst ausgelöst und gezeigt und mir damit zu Heilung verholfen hat.

Und wie sich nur wenige Jahre später gezeigt hat, ermöglichte mir diese damals kurze intensive Beziehung, nicht nur einen weiteren persönlichen Entwicklungsschritt, sondern auch durch Heilung die neue Fähigkeit mich für ein bisher ungekanntes wundervolles Gefühl von Vertrauen und Liebe zu öffnen. Von dieser unvorstellbar schönen Veränderung in meinem Leben, berichte ich in einem späteren Kapitel, denn bis dahin war es zunächst noch ein harter Weg.

23 ½ Jahre

Diese lange Zeit, diese unfassbar vielen Jahre, habe ich durchgehend in einer Firma verbracht, obwohl ich die Arbeit dort von Anfang an hasste. So verrückt wie das klingt, so erkenne ich heute dennoch rückblickend, dass es eine sehr wichtige und erfahrungsreiche Zeit für mich war, weil ich dort vieles erlebt habe, was mich extrem unbequem gefordert hat meinen Weg zu gehen.

Nachdem ich mit Anfang zwanzig meine Ausbildung als Gärtner für Zierpflanzen abgeschlossen hatte, war ich mit dieser Berufswahl meiner Wesensart ziemlich nah gekommen, weil ich die Natur mit all ihrer Schönheit liebe und achte und in früheren Inkarnationen auch in der Dimension der Naturwesen unterwegs war. Dennoch blieb ich in diesem Leben dem Garten- und Landschaftsbau nur drei Jahre treu. Kurzzeitig versuchte ich mich in einer Formenbaufirma und stellte fest, dass Metall ein Material war, zu dem ich absolut keinen Zugang hatte. Somit war ich bald darauf wieder auf Arbeitssuche und landete durch einen Hinweis vom Arbeitsamt schließlich in einer Wellpapierfabrik. Diese große Firma beschäftigt über 800 Mitarbeiter und galt schon damals als eine Art Auffanglager für jene Menschen, die beruflich nicht wussten wohin mit sich, so wie ich.

Bereits beim Vorstellungsgespräch wunderte ich mich, warum der Personalchef keinerlei Zeugnisse oder Unterlagen von mir sehen wollte und mich schon nach einem kurzen Kennenlernen einstellte. Bald darauf wurde mir klar, warum das so war. Er war froh, dass sich überhaupt jemand für die Tätigkeit interessierte und in dieser Fabrik des Grauens arbeiten wollte.

So begann dort Ende der 80er Jahre mein „Karriereweg". In den ersten Monaten wurde ich im Versand für Pappe eingearbeitet. Es ging darum Kartonagen zu bündeln, mit einem Metallband zu verschließen und zu stapeln. Diese Pakete transportierte ich mit einem Gabelstapler oder über Rollbändern oder per Hand zur Verladung. Es war ein Wechsel zwischen Hallenarbeit und Außenarbeit. Die Arbeitshalle war nicht beheizt und das Eingangstor befand sich Richtung Osten. Im Winter hatte es in der Halle teilweise bis zu minus 12 Grad. Obwohl ich anfangs noch keiner Schichtarbeit ausgesetzt war, arbeitete ich 10-12 Stunden täglich, weil Überstunden dort zum Standard gehörten. Und schon bald wurde mir bewusst, was für eine stupide, körperlich extrem anstrengende und ungesunde Arbeit ich da angenommen hatte. Im Klartext – es war ein Scheiß-Job. Dennoch beschloss ich zu bleiben und beschränkte mich darauf die kleinen Vorteile dieser Arbeitsstelle zu sehen. Ich konnte mit dem Rad zur Fabrik fahren und bekam regelmäßig mein Gehalt. Das genügte zunächst. Doch der eigentliche Trost bot mir der Gedanke, dass ich mir eine zeitliche Grenze gesetzt hatte, bis wann ich diesen Arbeitsplatz ertragen wollte. Hier begann mein größter Selbstbetrug.

Anfangs war es der Einberufungsbescheid der Bundeswehr, den ich abwarten wollte, um die Firma wieder verlassen zu dürfen. Doch bei der Musterung wurde ich aussortiert, weil ich Probleme mit dem Kreuzband hatte. Ich war für die Bundeswehr ungeeignet. Damit war diese Fluchtmöglichkeit gestrichen. Ich war frustriert.

Bald darauf erlag ich der Verführung mein monatlich zur Verfügung stehendes Einkommen aufzubessern, ich dem ich begann Kleinkredite aufzunehmen. Diese benutzte ich beispielsweise dazu mir einen Mietwagen zu leihen, um an Wochenenden mit meinen Kumpels Deutschlandweit und in angrenzende Nachbarländer auf diverse Konzerte zu fahren. Das versprach Betäubung für meine schreiende Seele und dafür war ich bereit Schulden zu machen. Zudem brauchte ich Geld für meine zahlreichen Ordnungswidrigkeiten, um nicht zu sagen, für meine Straftaten, die ich auf diesen Konzerten oder als Hooligan auf Fußballspielen beging. Immer wieder kam ich mit der Polizei in Konflikt und auch das musste finanziert werden. Durch das geliehene Geld und den Druck es fristgerecht zurückzuzahlen, machte ich mich noch mehr abhängig von einem regelmäßigen Gehalt meines Arbeitgebers. Doch das waren längst nicht alle Herausforderungen, in die ich hineinrutschte. Dass sie wertvolle Lernaufgaben für die Weiterentwicklung meiner Seele sein könnten, erkannte ich damals natürlich nicht.

Als ungelernter Arbeiter hatte ich mit Anfang 20 in dieser Firma begonnen und schon drei bis vier Jahre später war ich bereits Capo, das heißt, ich war Vorarbeiter oder Anführer, wie man es auch nennen mag, für eine Gruppe von Arbeitern die ich anlernen und einweisen musste. Irgendwer hatte wohl damals Führungsqualitäten in mir erkannt, nachdem ich einige Male die Vertretung von abwesenden Capos übernommen hatte. Ich denke, dass ich diese Rolle damals gut hinbekommen habe, weil es mir gelang mich den Kollegen gegenüber durchzusetzen, Verantwortung zu übernehmen und sie dahin zu bringen, wo ich sie haben wollte. Doch so wie ich das in meiner Kindheit und Jugend von meinem Stiefvater gesehen hatte, übte ich meine Funktion mit Druck und Drohungen aus. Meine Tonlage und mein Umgangswortschatz gegenüber Untergebenen waren hart und unfreundlich. Ich erreichte damit zwar mein Ziel, indem ich bei Anderen Angst erzeugte, doch es blieb für mich ein ewig währender Kampf, mich so grob zu zeigen. Es kostete mich viel Kraft, weil ich innerlich schwach und klein war. Diese Minderwertigkeitsgefühle in mir versuchte ich zu vertuschen, in dem nach außen Druck erzeugte. Was ich nach unten weiter gab, erntete ich selbst von oben. Ich bekam Vorgesetzte, die meinen Stiefvater spiegelten und die mich, so wie er damals, herablassend und wie Dreck behandelten. Einer der Vorgesetzten verhielt sich wie ein Sklaventreiber. Bei besonders wichtigen Aufträgen thronte er kopfschüttelnd neben uns und trieb uns an schneller zu arbeiten. Dabei verwendete er ähnliche Worte, wie damals mein Stiefvater. Er bezeichnete uns Arbeiter als **„dumm und blöd."** und ich ließ es zu. Ich wehrte mich nicht, weil mir diese Verhaltens- und Reaktionsmuster vertraut waren. Ich schluckte und machte mich klein. Doch tief in mir kochte und brodelte die Wut – bis zum Wochenende. Dann entlud ich all die gestauten Aggressionen, was mir am besten im Kontakt mit meinen Freunden aus der Szene gelang. Beispielsweise gab es auf Konzerten einem exzessiven Tanz, wo man mit Füßen und Händen aufeinander schlägt. Er nennt sich Pogo und zielt darauf ab, dass man in kurzen und heftigen Körperkontakt zu anderen Tanzenden tritt. Das kann sehr schmerzhaft sein und genau deshalb war ich voll dabei und konnte dabei meine enorme Wut ausleben. Ich provozierte, wollte mich reiben und diese gestaute negative Energie los werden.

Eine weitere Möglichkeit, um meine Aggressionen loszuwerden, bot mir meine Zugehörigkeit zur Hooliganszene. Wenn wir in großen Gruppen auf Fußballspielen für Randale sorgten und dem Feind, den Fans der gegnerischen Mannschaft, gegenübertraten, entlud sich in mir – damals noch unbewusst – all der Hass auf meinen Stiefvater, auf meine Vorgesetzten und überhaupt auf all die Menschen, die mich bisher in meinem Leben enttäuscht und verletzt hatten. Ich konnte in solchen Momenten unglaublich wütend werden und wie von Sinnen meine Angriffslust auf alles projizieren, was sich mir in den Weg stellte. Parallel dazu spürte ich auch meine Ängste, wenn wir in akuten Gefahrensituationen beispielsweise den Fans der Gegenmannschaft gegenüberstanden und abwarteten, was passiert. Wie brutal würden diese Hooligans vorgehen? Wird die Polizei uns festnehmen? Ich teilte nicht nur gewaltlüstern Schläge aus, sondern ich steckte auch viel ein. Das Adrenalin, das sich in solchen Situationen in mir bildete, war wie eine Droge. Sie überschwemmte mein Wochenende.

Am Montag in der Firma war ich wieder klein und ließ mich von Vorgesetzten entwürdigend behandeln. Der Personalchef hatte es auch auf mich abgesehen. Zu dieser Zeit trug ich auffallende keltische Ohrringe. Davon drei im linken und zwei im rechten Ohr, was bei meinem kahl geschorenen Kopf extrem auffiel. Ich musste mir provozierende Bemerkungen gefallen lassen, die darauf abzielten mein Äußeres abzuwerten und zu kritisieren. Das tat dieser Personalchef meist nur dann, wenn es keinen Zeugen in der Nähe gab, der es hätte hören und anprangern können. Vor anderen war er korrekt und freundlich und hinterrücks hat er mich verkauft und verraten. Meine beiden Arme waren zu dieser Zeit bereits reichlich tätowiert. Und so wollte mich dieser Chef zwingen, einen langärmeligen Pullover zu tragen, um meine Bilder an den Armen zu verdecken. Er begründete es damit, dass ich andere Mitarbeiter in der Kantine mit meinen Tätowierungen nicht belästigen sollte, die sich angeblich an daran störten. In dieser kränkenden Situation zeigte sich ein altes Muster in mir. Wenn ich das Gefühl bekomme, dass ich zu etwas gezwungen werde, was ich überhaupt nicht möchte, werde ich sehr aggressiv. Jedes zwingen empfand ich damals als Angriff auf mich und auf mein ohnehin schwaches Selbstwertgefühl.

Tätowierungen unterliegen dem Persönlichkeitsrecht und Chefs dürfen das Tragen dieser Bilder am Körper nicht verbieten. Aber in der Arbeitswelt gibt es viele ungeschriebene Gesetze und so benutzte mein Chef damals meine Tätowierungen, um mich zu demütigen.

Ich wurde extrem in die Ecke gedrängt und aus dieser Not heraus begann ich Stück für Stück zu lernen mich zu wehren und für mich einzustehen. Ich erkundigte mich beim Arbeitsgericht und erfuhr, dass kein Chef offiziell das Zeigen von Tätowierungen verbieten kann. Mit dem Wissen über diese gesetzliche Lage verweigerte ich es langärmelige Kleidung zu tragen, die meine Bilder verdeckten. Das war ein Sieg für mich und eine Niederlage für meinen Personalchef, die er mir bei nächster Gelegenheit mit einer Abmahnung für eine kleine Bemerkung heimzahlte. Aber das war mir egal. Wichtig war für mich, dass ich gespürt hatte, wie es sich anfühlt, mich zu wehren. Es war ein erstes Aufbegehren gegen die Macht der Vorgesetzten, stellvertretend gegen den Stiefvater.

Doch die Firma hatte noch weit größeren Einfluss auf mich, als die Machtkämpfe zwischen meinen Vorgesetzen und mir. Die Firma bot mir den Einstieg zu meiner Alkoholsucht.

In meiner Abteilung gab es einen Kollegen, der täglich sehr viel trank. Vermutlich hatte er keine Lust allein zu trinken und er schien zudem meine innere Schwäche zu spüren. Er forderte mich regelmäßig und hartnäckig dazu auf mit ihm gemeinsam ein Bier zu trinken. Anfangs lehnte ich noch ab. Doch irgendwann fiel es mir immer schwerer Nein zu sagen. Hinzu kam, dass uns eine Gemeinsamkeit verband, weil wir uns zunehmend von den Chefs der Firma ausgenutzt und mies behandelt fühlten. Wir waren also zusammen jammernde Opfer und so ließ ich mich zunächst auf ein bis zwei Bier pro Tag mit ihm ein. Das verkraftete ich anfangs gut. Doch das genügte dem Kollegen bald nicht mehr. Er wollte, dass ich öfter und mehr mit ihm trinke. Wieder versuchte ich mich zu wehren. Er nutzte das und reagierte in einer Weise, die mich damals empfindlich traf. Er ignorierte mich, wenn ich nicht mit ihm trank. Und das konnte mein schwaches Ich nicht aushalten. Das war seine Chance. Und so lockte er, indem er begann mich einzuladen. Teilweise bezahlte er mir täglich bis zu fünf Flaschen Bier. Er machte mir damit eine Abwehr immer schwerer.

So lernte ich notgedrungen meine Arbeit auch unter Einfluss von Alkohol korrekt zu erledigen. Wie auch immer das möglich war, es gelang mir alkoholisiert und dennoch weites gehend fehlerfrei Gabelstapler zu fahren.

Von Seiten der Firmenleitung hat man damals nichts gegen den Alkoholkonsum bei Mitarbeitern während der Arbeitszeit unternommen. Es hat keiner sehen wollen, obwohl das nötig gewesen wäre, um die Mitarbeiter zu schützen, die unter Alkoholeinfluss an Maschinen arbeiteten. Aber es hätte wohl den Rahmen der Kapazitäten gesprengt, wenn die Leitung begonnen hätte zu kontrollieren. Vermutlich hätten sie einen Großteil der Mitarbeiter entlassen müssen.

So kam es, dass die Firma für mich nicht nur Arbeitsplatz sondern auch eine Wirtschaft, also eine Kneipe, wurde. Nach der Arbeit gingen einige der Mitarbeiter nicht nachhause sondern trafen sich an einem selbsternannten Stammtisch in der Firma auf ein paar Feierabendbierchen. Wir bildeten also eine Gruppe von Trinkenden, aus der heraus auch der Druck entstand, mitzuhalten. Ich unterlag einem Gruppenzwang, der in mir bewirkte, dass ich weiter trank. Die Zugehörigkeit zu dieser Gruppe bot mir zudem Unterhaltung und etwas Spaß im tristen Arbeitsalltag. Und auch meine beschissene Arbeit ging mir dadurch leichter von der Hand. Und so trank ich in dieser Gemeinschaft nach und nach acht bis zehn Flaschen Bier pro Tag. Anfangs genoss ich die vermeintliche Kraft, die mir der Alkohol und die Gruppe gaben. Mit der Bierflasche in der Hand fühlte ich mich stark. All die Minderwertigkeitsgefühle und Ängste waren weniger spürbar. Die Schikanen der Vorgesetzen konnte ich alkoholisiert besser ertragen. Statt mich den Wunden in meiner Seele zu stellen, wählte ich den Weg der Betäubung durch Alkohol. Die Arbeitsbedingungen in dieser Firma haben mich dabei unterstützt meinem Untergang immer näher zu kommen. Ich rutschte in die Alkoholabhängigkeit, ohne es bewusst zu merken.

Mein schleichender Selbstmord und der Absturz

Seit über zehn Jahren war ich nun Alkoholiker. Und ich hatte es bereits geschafft damit 33 Jahre alt zu werden. Im letzten Jahr vor meinem Komplettabsturz ignorierte ich die Ermahnungen, dass ich zu viel trinken würde, die von meinem Bekanntenkreis und auch von meiner damaligen Freundin kamen. Ich war der Ansicht, dass ich meinen Alkoholkonsum bestens im Griff habe und ihn selbst steuern kann. Meinen täglichen Weg zur Arbeit bewältigte ich mit dem Fahrrad und wenn ich wusste, dass ich Auto fahren musste, trank ich ein paar Stunden vorher nur noch zwei Bier. Das entsprach dann meinem persönlichen nüchternen Zustand, der mich einigermaßen reaktionsfähig das Lenkrad steuern ließ. Zudem startete ich einen Testversuch, der mir zeigen sollte, dass ich Herr meiner Lage war. Drei Wochen lang rührte ich keinen Tropfen Alkohol an. Erstaunlicherweise gelang mir das. Jedoch die Gefühle, die dabei hochkamen, waren entsetzlich. Ich hatte besonders nachts Schweißausbrüche, Angstzustände und Wahnvorstellungen. Das allein hätte genügen sollen, um in mir die Alarmglocken ertönen zu lassen. Doch zu diesem Zeitpunkt war ich noch nicht bereit mir all das anzuschauen, was da aus der Tiefe meiner Seele hochkommen und gesehen werden wollte. So beschloss ich nach diesen drei Wochen zur Betäubung, also wieder zur Flasche zu greifen. Ich spürte mit jedem Schluck ein Gefühl der Erleichterung. Ich trank sogar noch mehr als vorher, aus Angst, dass sich diese grauenvollen Gefühle wieder melden könnten, die mir nüchtern begegnet waren.

Und so nahm ich mein Leben zunehmend nur noch alkoholisiert wahr. Es war ein NEIN zum Leben, indem ich mich nicht nur selbst vergiftete, sondern auch meine Beziehungen und meine Kontakte zu anderen Menschen. Ich verhielt mich ihnen gegenüber abgestumpft und emotionslos. Zudem war ich unleidlich geworden. Ich konnte es kaum ertragen, wenn ein Mensch versuchte mir seelisch näher zu kommen. Keine Nähe zuzulassen, bedeutete für mich, dass es keine Gefahr gab emotional verletzt zu werden.

Das führte unteranderem dazu, dass meine damalige Partnerin unsere Beziehung beendete. Dass ich ständig alkoholisiert war, beeinträchtigte auch ihr Leben und zudem hatten wir, wie viele andere Paare auch, zusätzlich unsere Partnerschaftsprobleme zu deren Bearbeitung ich in meinem Zustand damals nicht in der Lage war. Durch das Ende unserer 2-3 jährigen Beziehung verlor ich das letzte bisschen Halt und Geborgenheit, dass mir in meinem Leben wenigstens noch eine kleine Konstante bot. Aus heutiger Sicht kann ich ihr Handeln verstehen. Doch damals war es die Bestätigung meiner inneren Erwartung, dass es für mich in diesem Leben keine wahre und dauerhafte Liebe gibt. Es erfüllte meinen Glaubenssatz *„ich bin allein"* und *„ich sollte niemandem vertrauen".* Wieder war ich in der Opferrolle. Das holte den Hass auf alle Menschen noch einmal verstärkt aus mir hervor. Ohne mir jedoch dessen bewusst zu sein, verachtete ich mich am allermeisten selbst. Ich zog aus unserer gemeinsamen Wohnung aus, wohnte von nun an allein und damit waren für mich Tür und Tor geöffnet dem Alkohol noch weiter als bisher zu verfallen.

Kurze Zeit später hatte ich in der Firma ein Erlebnis, dass mich aufschreckte. Ich sollte als Capo Lieferaufträge unterschreiben und konnte dabei meine eigene Unterschrift nicht mehr erkennen. Schlagartig wurde mir bewusst, wie es mittlerweile um mich stand. Auch der Betriebsleiter hatte mich bereits mehrmals auf meinen Alkoholkonsum angesprochen. Natürlich habe ich vehement abgestritten, dass ich Alkoholiker bin. Aber innerlich wusste ich, dass es stimmte. Mein täglicher Alkohol-Blutwert lag bei mindestens 1,5 Promille. Zudem rauchte ich pro Tag mindestens eine Schachtel Zigaretten.

In meinem Unterbewusstsein hatte ich abgespeichert, dass ich **irgendwann** einen Entzug machen werde, wenn es gar nicht mehr geht. Ich beschäftigte mich gedanklich bereits damit, was sich dadurch zeigte, dass ich einem Verein in meinem Heimatort aufsuchte, der dafür warb Suchtkranken zu helfen. Ich wollte mich informieren. Doch was ich dort erlebte, erstaunte mich. Das einzige, was mir an Hilfe angeboten wurde, war, dass sie mich aufforderten meinen Alkoholkonsum selbst zu reduzieren und mich jede Woche in der Einrichtung zu melden. Das ist ein bisschen viel verlangt, für jemanden der abhängig ist, dachte ich. Es gab kein Angebot für ein professionelles Gespräch, stattdessen ließen mich die dortigen Fachkräfte einfach wieder gehen. Das alles fand ich damals sehr enttäuschend. Wenn diese Mitarbeiter etwas Verantwortungsgefühl gehabt hätten, hätten sie merken müssen, dass man mich in meinem Zustand nicht mehr hätte allein lassen dürfen, sondern dass ich sofort ins Krankenhaus gemusst hätte. Ich konnte kaum mehr Nahrung zu mir nehmen und war bereits stark abgemagert. Man sah mir die Spuren meines Alkoholkonsums deutlich an. Doch das interessierte scheinbar niemanden. Vermutlich hielten sie sich an irgendein psychologisches Konzept, anstatt ihren gesunden Menschenverstand einzusetzen. Ich wollte nicht darauf vertrauen, dass ich hier Hilfe zu erwarten hatte und so meldete ich mich dort nie mehr. Sie konnten mir nicht geben, was ich damals in dieser Situation gebraucht hätte. Heute weiß ich, dass alles seine Zeit hat. Es sollte wohl noch nicht sein.

Zudem hatte ich die Geschichte meines leiblichen Vaters im Kopf, der mir einmal berichtete, dass er als junger Mann und Musiker, genau wie ich, viel getrunken und mit 40 Jahren beschlossen hatte aufzuhören. Angesichts dieses Vorbildes, dachte ich damals, dass ich bis dahin noch ein paar Jahre Zeit habe, bevor ich mich zu einem Entzug entschließe. Heute weiß ich, dass ich es bis dahin nicht überlebt hätte.

Den seelischen Gnadenstoß gab mir meine Mutter. Sie wendete sich sehr selten an mich, als sie es dann doch einmal tat, fragte sie mich missbilligend, ob ich denn nichts anderes könne, als saufen. Diese Worte von meiner Mutter zuhören, machte mich nachdenklich. Sie fraßen sich tief in meine Zellen und es hat mich ein weiteres Stück wach gerüttelt. Ich erinnere mich bis heute an diesen ernüchternden Augenblick.

Meine Vorstellung in Bezug auf einen Entzug: *„Ich habe noch Zeit"*, geriet immer mehr ins Wanken. Doch ich wollte mich der Wahrheit immer noch nicht stellen. Dabei war ich bereits jede Nacht auf Entzug, weil ich mir vornahm abends und bis zum nächsten Morgen nichts zu trinken. Erst vormittags erlaubte ich mir den ersten Schluck. So lag ich Nacht für Nacht zusammengerollt, zitternd und schweißgebadet im Bett, kämpfte mit Angstzuständen und anderen Entzugssymptome. Paradoxerweise bestrafte ich mich damit selbst, indem ich es mir auferlegte nicht zur Flasche zu greifen.

Dann kamen die Momente, wo ich wegen der Auswirkungen des Alkohols auf meinen Körper nicht mehr arbeiten gehen konnte, was vorher all die Jahre nie der Fall gewesen war. Ich war bis dahin stets zuverlässig. Hatte mir anfangs der Alkohol noch Kraft gegeben, so schwächte er mich mittlerweile enorm. Es kam nun immer öfter vor, dass ich nach durchzechten Wochenenden, mit meinen Kumpels aus der Skinhead-Szene oder den Hooligans, nicht mehr in der Lage war montags in der Arbeit anzutreten.

Zudem traf ich mich nun öfter mit einer Arbeitskollegin, die, so wie ich, ein massives Alkoholproblem hatte. In unseren Unterhaltungen bestätigten wir uns gegenseitig in unserem Opferdasein und unsere gemeinsame Beschäftigung nach Feierabend war es zu saufen. Und dann kam dieser eine Abend, wo sie wieder einmal im Gespräch erwähnte, dass sie von ihren wechselnden Männern häufig geschlagen wurde. Warum das so war, konnte ich zu diesem Zeitpunkt noch nicht verstehen. Sie stellte sich stets als unschuldig dar. „Wieso tun diese Männer dieser Frau das an?" dachte ich. Ich sollte die Antwort erfahren, denn an diesem Abend provozierte sie mich wie nie zuvor mit verletzenden Worten. Ich musste stellvertretend herhalten für alle Männer, die ihr jemals Unrecht getan hatten. Sie griff mich so boshaft an, dass die Wut in mir hochkochte. Und dann kam der Moment, in dem ich plötzlich glaubte, all die Männer verstehen zu können, die diese Frau geschlagen hatten, weil auch ich sie in diesem Augenblick gerne für ihr gehässiges Geschwätz verprügelt hätte. Ich spürte, wie mein Grundsatz, nie einer Frau mit Gewalt zu begegnen, kurz ins Wanken geriet. Ich war nur einen Impuls davon entfernt mich so zu verhalten, wie meine Geschlechtsgenossen zuvor. Ich wollte zuschlagen, doch ich tat es nicht. Stattdessen fühlte ich all den Hass und meine eigene Hilflosigkeit gegenüber all jenen Frauen, die bisher meinen Weg gekreuzt hatten. Das begann einst mit der Mutter meiner Kindheit und endete mit der Erinnerung an das Verhalten meiner späteren Freundinnen mir gegenüber. „Ich habe keinen Bock mehr auf euch Frauen." dachte ich. Und plötzlich spürte ich keine Motivation und keine Kraft mehr weiter zu leben. Ich resignierte.

Nach diesem leidvollen Erlebnis fuhr ich niedergeschlagen und sturzbetrunken mit dem Fahrrad nachhause und begann sofort alle Tabletten, die ich in meiner Wohnung finden konnte, zu mir zu nehmen. Es waren Unmengen und ich schluckte sie alle mit Weizenbier. Ich war festentschlossen und bereit zu sterben. Während ich blindwütig mit meinem Selbstmord beschäftigt war, klingelte es plötzlich an der Tür. Ich erwartete niemanden und überlegte wer das sein könnte. Mir wurde schlagartig klar, dass es die Polizei sein musste. Aus Angst, dass sie meine Wohnungstür eintreten, öffnete ich. Sie waren von meiner alkoholisierten Kollegin alarmiert und zu mir geschickt worden. Trotz ihres Zustandes hatte sie noch wahrgenommen, was ich vorhabe, nachdem ich bei ihr hasserfüllt davon gelaufen war.

Die Polizeibeamten sahen die leeren Tablettenverpackungen, die ich in der Wohnung verstreut hatte, reagierten prompt und brachten mich sofort ins Krankenhaus. Obwohl ich mich ärgerte, dass sie mich nun von meinem Selbstmordversuch abhielten, wehrte ich mich nicht dagegen mitzukommen, weil ich in all den Jahren zahlreiche Erfahrungen mit der Polizei gesammelt hatte und wusste, dass ich sie nicht mehr losbekommen würde, wenn ich mich nicht fügte. Zudem betrug mein Alkoholpegel 2,2 Promille.

Im Krankenhaus wurde mir nicht, wie zu erwarten gewesen wäre, der Magen ausgepumpt, sondern ich bekam Kohletabletten, um die unzähligen Tabletten auszuscheiden. Das war grauenvoll und widerlich, es ging mir sehr schlecht und ich verbrachte den Rest der Nacht auf der Kliniktoilette.

Am nächsten Morgen bekam ich Besuch von den Psychologen des Hauses. Sie stellten mir unangenehme Fragen. Wie viel ich trinke und ob ich hin und wieder weiße Mäuse sehen würde? Und so musste ich gestehen, dass ich zwar nicht von weißen Mäusen, dafür jedoch jede Nacht von dunklen Monstern Besuch bekam. Die Befragungen der Psychologen empfand ich als grausam. Unausgesprochen verlangten sie von mir mich zu öffnen und mich damit auch verletzlich zu zeigen. Das war damals noch unvorstellbar für mich.

So verbrachte ich zwei Tage im Krankenhaus und bekam nur ein einziges Mal Besuch. Nicht etwa von meiner Familie, sondern von meiner unangenehmen Mitttrinkerin und Kollegin. Als sie mir zur Aufmunterung ein Stofftier überreichte, erfuhr ich von ihr, dass sie sich mit dem Thema Selbstmord bestens auskannte, weil sie bereits selbst einen Versuch überlebt hatte. Von meiner Familie, zu der ich unteranderem wegen meines Alkoholproblems seit vielen Jahren kaum Kontakt mehr hatte, besuchte mich niemand.

Als ich die Klinik nach zwei Tagen verlassen durfte, wurde ich weder von Psychologen noch von Ärzten eingebunden in ein Entzugsprogramm. Wieder ließ man mich einfach allein gehen.

Kaum war ich zuhause begann ich wieder zu trinken. Zwei Monate lange Monate spulte ich das gleiche Programm ab, wie seit zehn Jahren. Dann kam der 11. November 2001. Es war der Beginn der Faschingssaison und überall waren Feierlichkeiten und damit Alkohol zu erwarten. Schon früh traf ich mich mit einem Kumpel, um mit dem Trinken zu beginnen. Wir kippten uns alles, was sich an Spirituosen bot, hinter die Kehle. Bis zum Abend hatte ich mindestens 13-14 halbe Maß Bier getrunken und war vollkommen betrunken.

Schließlich wankten mein Freund und ich gemeinsam zu mir nachhause. Dort hatten wir nichts Besseres zu tun, als über die Möglichkeiten eines Selbstmordes zu philosophieren. Ich offenbarte ihm, dass ich einen erneuten Selbstmordversuch plante und dass ich das nächste Mal dafür sorgen werde, dass es klappt.

Ich schilderte ihm meine Idee mich vor einen Zug zuschmeißen und zwar in seiner Wohngegend. Und weil das an Perfidität nicht genügte, zeigte ich ihm ein Hackbeil, das ich ebenfalls im Rahmen der Planung eines Selbstmordes angeschafft hatte und klopfte mir damit unsensibel auf den Brustkorb. Trotz der Bewusstseinstrübung durch den Alkohol bekam mein Kumpel es mit der Angst zu tun und erkannte den Ernst der Lage. Diplomatisch schlug er vor, dass wir nun besser gemeinsam ins Krankenhaus gehen sollten, um dort erneut einen Entzug zu beginnen. Eine verrückte Idee, um diese Uhrzeit. Zudem sah ich keine Notwendigkeit mehr darin, weil ich ja sowieso vorhatte zu sterben. Aber der Druck, den mein Kumpel nun auf mich ausübte, ließ mir keine andere Wahl, als mitzugehen. So packte ich notgedrungen meine Reisetasche und folgte ihm. Noch bevor wir ins Taxi stiegen, ging ich ganz bewusst noch ein einziges Mal zu meiner Bar, nahm eine volle Flasche Zwetschgenwasser heraus und setzte sie an meine Lippen. In dem Wissen, dass das mein letzter Alkohol sein würde, nahm ich einen sehr großen Schluck. So kann ich heute sagen, dass mein letzter Alkohol, den ich vor nunmehr dreizehn Jahren zu mir genommen habe, Zwetschgenwasser war.

Als wir im Krankenhaus ankamen, wurden 3 Promille Blutalkohol bei mir gemessen. Ich bekam sofort Medikamente, die als Ersatz für den Alkohol eingesetzt werden, um dafür zu sorgen, dass man während des Entzugs ruhig bleibt und die Begleiterscheinungen nicht so extrem spürt. Am ersten Entzugstag ging es mir sehr schlecht. Ich brauchte drei Tage bis ich wieder auf einem Blutwert von 0 Promille war.

Als ich nach langer Zeit zum ersten Mal wieder nüchtern war, machte ich eine wunderbare Erfahrung. Ich nahm die Welt um mich herum wieder so wahr, wie sie ist. Nichts war mehr verschwommen. Die Welt war klar und bunt und nicht mehr blau. Ich fragte mich in diesem Augenblick, wo ich all die Jahre gewesen bin. In hatte in einer Nebenwelt vegetiert.

Zwei Wochen sollte ich nun zur Nachbehandlung in der Klinik bleiben. Doch schon nach wenigen Tagen überrollte mich eine enorme Angst. Es war die Panik keinen Alkohol zu bekommen, falls mein Verlangen danach aufkommen sollte. Ich plante aus der Klinik zu fliehen. Doch die wunderbaren Erkenntnisse, die ich seit der Ernüchterung bereits gemacht hatte sowie mein Wille durchzuhalten, ließen mich den Drang überwinden, davon zu laufen. Es war eine Prüfung, die ich bestand. Ich erkannte meine Chance in diesem Entzugsprogramm. So wurde ich von Psychologen betreut und einer Suchtgruppe zugewiesen, wo der therapeutische Austausch mit anderen Alkoholikern begann. Hier machte ich die entscheidendste Erfahrung für meine Zukunft als Abstinenzler, die ich im folgenden Kapitel jedem Leser von Herzen mitgeben möchte.

Ich entscheide

Das psychologische Konzept der Treffen mit anderen ehemaligen Alkoholikern sah vor, dass wir uns gegenseitig darin unterstützen und bestärken nüchtern zu bleiben. Dazu sollte jeder Teilnehmer regelmäßig vor der Gruppe berichten, in welche Situationen er seit seinem Entzug geraten ist, die ihn in Versuchung geführt hatten. So kam es zur Schilderung von dramatischen Erlebnissen, die bei jedem von uns die Angst vor einem Rückfall hervorholte. Die Gruppenmitglieder malten sich gegenseitig Horrorszenarien aus, was passieren könnte, wenn sie mit dem kleinsten Tropfen Alkohol in Kontakt kommen. Selbst der versehentliche Verzehr einer Schnapspraline oder ein Schuss Likör im Kuchen galt bereits als großes Problem. Wir alle glaubten, dass wir den Verführungen des Alkohols hilflos ausgeliefert sind und dass wir deshalb um jeden Preis alle Situationen meiden müssen, die uns in Versuchung bringen könnten. Es war ein Angstprogramm. Ich bekam das Gefühl vermittelt, dass die Gefahr für einen Rückfall überall und ständig lauert. Ob im Supermarkt beim einkaufen, an Kiosken, in Automaten an öffentlichen Plätzen oder Bahnhöfen, in Gaststätten, egal, wo ich mich aufhielt, ich stellte fest, dass es kaum einen Ort gibt, wo kein Alkohol angeboten wird. Dieser Gedanke löste Panik in mir aus. Die Therapie sah vor, dass wir lernen sollten, uns zu kontrollieren und gegen den Alkohol anzukämpfen. Doch damit kämpften wir auch gegen unsere aufkommende Angst, anstatt sie zuzulassen und anzunehmen. Das setzte uns Teilnehmer unter Druck und schwächte uns innerlich, was den eigenen Willen untergrub. *„Das kann nicht funktionieren.",* dachte ich. Wir Gruppenmitglieder blieben unbewusst in der Opferrolle, so wie wir das vorher als Alkoholiker auch schon waren. Ich fühlte mich immer unwohler und kam zu der Feststellung, dass mir diese Therapie überhaupt nicht weiter hilft. Im Gegenteil. Es waren grausame Tage der Angst für mich und ich entschloss mich diese Gruppe zu verlassen.

Bestärkt wurde diese Erkenntnis von einem Erlebnis, dass mir unerwartet endlich die gewünschte Unterstützung bescherte. Ich war mit Bekannten in einem Cafe und bestellte einen alkoholfreien Eisbecher.

Die Bedienung verwechselte jedoch meine Bestellung mit der eines anderen Gastes, der einen Eisbecher mit Alkohol bestellt hatte. Ohne zu ahnen, was ich da vor mir hatte, zog ich genussvoll am Strohhalm, der darin steckte. Plötzlich spürte ich eine große Ladung Alkohol in meinem Mund und konnte es nicht mehr verhindern, dass er meine Kehle hinunter rann. Erschrocken und voller Panik wartete ich nun darauf, einen Rückfall meiner Sucht zu erleiden, so wie wir es in der Gruppe prophezeit bekommen hatten. Ich kämpfte mit meiner Angst und bekam Schweißausbrüche bei der Vorstellung, dass nun mein kompletter Entzug umsonst gewesen sein könnte. In diesem Zustand wartete und wartete ich, jedoch anders als befürchtet, stellte ich fest, dass nichts passierte. Auch Stunden und Tage später hatte ich keinerlei Verlangen nach Alkohol. Es war unglaublich. Nach und nach wurde mir bewusst, was mich vor einem Rückfall bewahrt hatte: Mein Wille. Ich erkannte, wie nie zu vor, dass es allein an meiner inneren Einstellung liegt, ob ich wieder abhängig werde oder nicht.

Ich trug in mir den unbändigen Willen dem Alkohol nie mehr zu verfallen, nachdem er mich beinahe umgebracht hatte. In diesem Bewusstsein habe ICH entschieden, was mit mir geschieht. Ich habe Macht über meine Handlungen. Ich bin der Versuchung nicht hilflos ausgeliefert. Das war eine unvorstellbar befreiende Erkenntnis.

Meine Erfahrung und Schlussfolgerung daraus, möchte ich von Herzen weitergeben: *Niemand braucht Angst davor zu haben, sich nach einem Entzug ein Leben lang kasteien oder ständig kontrollieren zu müssen. Ihr könnt das Leben genießen, ihr braucht keine Orte zu meiden, an denen ihr mit Alkohol konfrontiert seid und ihr könnt in jeder geselligen Runde dabei sein. Trinkt konsequent euer alkoholfreies Lieblingsgetränk und nehmt ansonsten an allem teil, was euch Genuss und Freude schenkt.*

Und wenn ihr versehentlich mit der Droge konfrontiert werdet, dann braucht ihr keine Panik zu bekommen. Es wird nichts passieren, wenn ihr es nicht wollt. Kämpft nicht dagegen an und setz euch nicht unter Druck, sondern erkennt, dass ihr allein entscheidet.

Macht euch zudem die Gründe bewusst, warum ihr trinkt. Es steckt immer ein schwaches Selbstbewusstsein und Selbstwertgefühl dahinter. Um mit diesem Mangel in euch im Alltag bestehen zu können, habt ihr bisher zur Flasche gegriffen, um vermeintliche Stärke zu bekommen. Ihr habt damit dem Alkohol mehr Einfluss auf eurer Leben zu gestanden, als euch selbst.

Wenn ihr einmal einen Rückfall erleidet, dann lasst euch davon nicht entmutigen. Das bedeutet nur, dass es in euch noch nicht an der Zeit ist einen Entzug zu machen. Nehmt es an, wenn es passiert sein sollte. Verurteilt euch dafür nicht. Indem ihr euch nieder macht, wenn ihr es nicht schafft, bleibt ihr in der Opferhaltung und in der Schleife des mangelnden Selbstwertes hängen. Macht euch bewusst, dass ihr jeden Tag neu entscheiden könnt. Schon am nächsten Tag könnt ihr erneut beginnen auf Alkohol zu verzichten. Das funktioniert ohne Druck und Zwang. Das ist Freiheit pur aus der Heilung entstehen kann. Tut es Schritt für Schritt, das wird euch stärken. Ihr hattet bereits die Erkenntnis, dass euch der Alkohol nicht gut tut. Diese Einsicht setzt eine Kraft in euch frei, die bewirken wird, dass ein passenderer Zeitpunkt kommt, der euch die nötige Stärke gibt, es zu schaffen – mit eurem eigenen Willen.

Dass ich einen Entzug gemacht habe, war eine der besten Entscheidungen meines Lebens. Ich bin nun seit mehr als dreizehn Jahren Abstinenzler und ich werde es auch bleiben. Durch meine Erkenntnis *„Ich entscheide"* habe ich bis heute überhaupt kein Verlangen mehr nach Alkohol. Ich nehme den Alkohol als das an, was er ist – ein Genussmittel, über dessen Gebrauch ich selbst entscheiden kann. Mein heutiger Umgang mit Alkohol ist geprägt von einem gesunden Selbstbewusstsein. Ich brauche den Alkohol nicht mehr für meine Schwäche. Wenn ich das Bedürfnis hätte genussvoll ein Glas Wein zu trinken, könnte ich es tun und dabei locker bleiben, ohne danach komplett rückfällig zu werden, weil ich nun stärker bin, als der Alkohol. Ich esse auch hin und wieder mal eine Schnapspraline oder esse auch einen Eierlikörkuchen. An Silvester wurde mir mal versehentlich vom Kellner Weißwein in mein Wasser gegossen. Das lässt mich kalt und macht mir nichts mehr aus.

Ich genieße das Leben in vollen Zügen und wenn ich mit Bekannten unterwegs bin und sie mich auffordern ein Gläschen mit ihnen zu trinken, kann ich mit Leichtigkeit und Stolz ablehnen und mich über meinen Kakao freuen, den ich mir stattdessen bestelle. Und zudem genieße ich die ungläubigen Gesichter der Bedienungen, die meist nicht damit rechnen, dass ein Typ wie ich sich einen Kakao bestellt.

Letztens verbrachte ich auf der griechischen Insel Lesbos mit Freunden einen Abend an einer Hotelbar und wir hatten sehr viel Spaß miteinander. Das ging soweit, dass wir begannen verrückt und wild zu tanzen. Da hörte ich aus der Ferne Leute aus einer anderen mir bekannten Gruppe reden, die der Meinung waren, dass ich wohl ziemlich betrunken sein müsse, angesichts des ausgelassenen Treibens. Daraufhin antwortete eine Bekannte, die das gehört hat, schlagfertig: *„Nein, Roland ist völlig nüchtern, er braucht keinen Alkohol, um Spaß zu haben."*

Psychotherapie

Vor meinem Alkoholentzug hatte ich erkannt, dass mich die Droge umbringen wird, wenn ich nicht aufhöre sie in diesen Mengen zu konsumieren. Nach meinem Entzug wurde mir bewusst, dass **ich entscheide,** ob ich rückfällig werde oder nicht. Die Rahmenbedingungen für ein Leben in Nüchternheit waren damit gegeben. Doch was meine Gefühle betraf, so musste ich am Nullpunkt anfangen. Es gab nun keinen Alkohol mehr, der mir half, das zu betäuben, was sich an Emotionen zeigte. Ich spürte sie nun pur – die Gefühle von Kleinheit, Minderwertigkeit und Angst. Ich war mir bewusst, dass ich mich all dem stellen musste und ich spürte deutlich, dass ich nun bereit dazu war.

Auf Empfehlung der Ärzte aus der Entzugsklinik suchte ich eine psychologische Praxis auf, die mir von der Krankenkasse zugeteilt wurde. So begann ich mit einer psychologischen Psychotherapeutin Gespräche auf Grundlage der Verhaltenstherapie zu führen. Ich war nie ein großer Redner, der gerne preisgab, was in ihm vorgeht. Doch die Psychologin motivierte mich Stück für Stück meine bisherige Lebensgeschichte zu erzählen und in Worte zu fassen, was ich in mir wahrnahm. Anhand meiner Schilderungen erklärte sie mir anschließend aus psychotherapeutischer Sicht die Ursachen, die dazu geführt haben, dass ich Alkoholiker wurde. Der demütigende und liebelose Umgang, den ich in meiner Kindheit von meinen Eltern erfahren habe, hat es mir unmöglich gemacht, ein stabiles Urvertrauen zu entwickeln. Dadurch konnte in mir auch kein gesundes Selbstwertgefühl entstehen. Stattdessen wuchs in mir ein Selbstbild, das von Minderwertigkeitsgefühlen geprägt war. Zudem waren die Erinnerungen an die unzähligen Prügel von meinem Stiefvater und meiner Mutter, die ich erdulden musste, so unerträglich, dass der Alkohol mir dabei half, all den Schmerz aus meinen Kindertagen zu verdrängen und nicht mehr zu fühlen. Ich beschrieb Szenen um Szenen und die Psychologin klärte mich darüber auf, dass es sich um schwere Misshandlungen handelte. So wurden mir die Augen geöffnet und ich erkannte erste Zusammenhänge zwischen meinen damaligen Erlebnissen und meinen heutigen Gefühlen. Es tat mir gut, dass mir endlich einmal jemand erklärte, was es war, das ich da erlebt hatte, denn ich hielt das, was mir in der Kindheit widerfahren war, für normal.

Während der Gespräche mit der Psychologin hatte ich zum ersten Mal das Gefühl, dass mich ein Mensch mit meinen Erlebnissen ernst nimmt. Jedoch stellte ich bald fest, dass die Gespräche lediglich der Aufklärung dienten. Sie half mir die Wurzeln zu erkennen, woher mein Selbstwertmangel resultiert. Das alles erreichte mich auf der Ebene des Verstandes, aber es fand keine Heilung meiner inneren Wunden auf der Gefühlsebene statt. Die Psychologin hatte keinen Lösungsvorschlag anzubieten, was ich mit all dem Schmerz, den ich nach wie vor in mir spürte, anfangen sollte. Anstatt mir eine Antwort zu geben, stellte sie mir offene Fragen, aus denen heraus ich dann meine eigenen Lösungen finden sollte. Ich fühlte mich hilflos und Wut stieg in mir auf. Ich stellte mir immer wieder die Frage, was ich hier soll. Nach einem Jahr regelmäßiger Gespräche und begrenzter Erkenntnisse war meine Bereitschaft in dieser Psychotherapie noch weiter nach Hilfe zu suchen, erschöpft und ich beendete die Therapiestunden.

Dennoch war ich dankbar, dass die Psychologin den Grundstein dafür gelegt hatte, dass ich Zusammenhänge erkannt hatte. Bis zu einem bestimmten Punkt war sie für mich hilfreich, doch dann ging es nicht weiter. Ich hätte vermutlich noch weitere zehn Jahre in eine Gesprächstherapie gehen könne, ohne wirklich in einen Zustand von Heilung zu gelangen. Mir wurde klar, dass ich meine Suche außerhalb der klassischen Psychologie fortsetzen muss.

Selbstwertgefühl aufbauen

Seit ich nüchtern auf meine Leben zurückblicken konnte, erkannte ich mehr und mehr, dass ich in den letzten 33 Jahren in dem Glauben gelebt habe, *dass ich nichts wert bin* und dass *meine Bedürfnisse nicht wichtig sind.* Mein Selbstwertgefühl war so gut wie nicht vorhanden. Ich war der Meinung, dass alle anderen Menschen besser sind, als ich. Mit dieser Einstellung zu mir selbst ging ich nach wie vor täglich durch mein Leben.

Ich nahm wahr in welchen alltäglichen Alltagssituationen ich mich bisher klein gemacht und selbst abgewertet hatte. Dadurch wurde ich häufig nicht so ernst genommen und gesehen, wie ich mir das wünschte. Das wiederrum hatte früher dazu geführt, dass ich mit Aggressionen und Wut antwortete. Ich erkannte, dass ich beispielsweise beim Einkaufen in einer Warteschlange bisher deshalb oft übersehen oder nicht bedient wurde, weil ich mich selbst mit einem großen Abstand zu den anderen Wartenden stellte. Wie schon als kleiner Junge bei meinem Stiefvater, traute ich mich nicht für mich einzustehen, weil ich Angst vor Strafe hatte. Somit fehlte mir bisher auch der Mut in einer Warteschlange lauthals zu sagen, dass nun ich an der Reihe bin, wenn sich ein anderer vordrängelte. Das wollte ich nun ändern.

Zaghaft startete ich erste Versuche mich selbst wichtiger zu nehmen. Es fiel mir anfangs sehr schwer, weil ich jeden Moment damit rechnete, gemaßregelt und zurückgepfiffen zu werden. Doch ich wusste, dass ich mich überwinden musste, wenn ich mich zukünftig wichtig nehmen wollte. Als ich mich nun wieder in einer Warteschlange anstellte, achtete ich darauf, dass ich gut sichtbar positioniert war. Und so machte ich die unglaubliche Erfahrung, dass ich nicht mehr übersehen wurde. Und es kam noch besser. Die Leute reagierten sogar sehr freundlich darauf, wenn ich mit Worten klar auf mich aufmerksam machte. Das waren ungewohnte und tolle Erfahrungen. Es begann mir regelrecht Spaß zu machen, diese Situationen zu wiederholen und zu üben. In mir entwickelte sich behutsam ein Funken der Einsicht, dass ich es wert sein könnte, dass mir die Leute Platz machten.

Auch in meiner Arbeitsstelle machte ich die ersten vorsichtigen Versuche für mich einzustehen. Lange Zeit hatte ich mich vor meinen Vorgesetzten klein gemacht, aus Angst meinen Arbeitsplatz zu verlieren. Ich ließ mich davon unter Druck setzen, was mich zu Höchstleistungen und zu immer mehr Überstunden antrieb. Es war lange Zeit mein Muster selbstverständlich viel zu viele Aufgaben zu übernehmen, ohne dabei darauf zu achten, ob ich das überhaupt schaffen kann. Meine Belastungsgrenze übersah ich völlig. Ich hatte regelrecht Angst davor mich wichtiger, als die anderen zu nehmen, weil ich glaubte, es nicht verdient zu haben. Ich machte mich zu Opfer meines inneren Antreibers und meiner Vorgesetzen. Auch das erkannte ich nun ansatzweise und war entschlossen wie nie vorher mich dieser Herausforderung zu stellen.

Ein Übungsfeld boten mir die vielen Überstunden und die ständig steigende Arbeitsbelastung in der Firma. Die Mehrzahl der Mitarbeiter beklagten sich darüber, hatten jedoch nicht den Mut diese Missstände anzusprechen. Sie waren, genau wie meine ehemaligen Mitglieder aus der Entzugsgruppe, gelähmt und in ihrer Angst gefangen. Mit meinem frisch gewonnenen Erkenntnis, dass ich mich von der Angst nicht mehr klein machen lassen möchte und dass ich es wert bin für mich einzustehen, trat ich tapfer meinem Chef gegenüber. Ich versuchte ihm so klar und bestimmt wie möglich zu sagen, dass ich in meiner Arbeit täglich mein Bestes gebe. Falls er der Ansicht war, dass das nicht ausreicht, bat ich ihn Prioritäten zu setzen, welche Arbeiten Vorrang hatten und welche anderen Arbeiten zu einem späteren Zeitraum erledigt werden können. Als Angestellter habe ich nicht nur Pflichten, sondern auch ein Recht auf respektvolle Führung und klare Ansagen durch den Chef. Ich war Arbeiter in dieser Firma und es lag nicht in meiner Verantwortung, ob die anstehenden Arbeiten in einem bestimmten zeitlichen Rahmen geschafft werden können oder nicht. Um das zu kalkulieren und zu organisieren, ist er der Chef da. Mit dieser inneren Haltung gelang es mir meinem Chef seine Verantwortung zurück zugeben, die er mir als Arbeiter aufgebürdet hatte. Ich stand also für mich ein, indem ich meine persönliche Belastungsgrenze festlegte. Das auszusprechen, war für mich ein großer

Schritt und verlangte ungeheuer viel Mut von mir. Das wurde mir zusätzlich verdeutlicht, in dem meine Kollegen, in deren Namen ich mit gesprochen hatte, begannen sich aus Angst und Scham vor dem Chef hinter mir zu verstecken, angesichts meiner neu gewonnenen Courage. Und wieder machte ich die Erfahrung, dass ich ernst genommen wurde. Meine Vorgesetzten gaben von nun an klarere Anweisungen oder ließen mich entscheiden. Es war ein Erfolgserlebnis, dass ich mir Gehör verschafft hatte, ohne einen aggressiven Umgangston zu gebrauchen. Ich hatte die Zusammenhänge zwischen meinem Denken über mich selbst, zwischen meinem Verhalten und den daraus resultierenden Reaktionen der Menschen erkannt.

Einige Jahre später, als ich durch meine spirituelle Arbeit inneren Frieden mit meinen Stiefvater schloss, spürte ich noch einmal eine große Veränderung an meinem Arbeitsplatz und in meinem Umgang mit Vorgesetzten. Ich begegnete ihnen nicht mehr demütig und klein, sondern war in meiner Kraft und Stärke. Von da an erlebte ich Chefs, die mir mit Respekt begegneten und mit denen ich mich auf Augenhöhe wiederfand.

Je mehr ich begonnen habe nach und nach eine andere innere Haltung einzunehmen und mich selbst wichtig zu nehmen, umso mehr reagierte mein Umfeld darauf. Dadurch veränderte sich auch mein Verhalten Frauen gegenüber. Früher war ich schüchtern und hätte ich mich nicht gewagt nach einem netten Gespräch eine Frau nach ihrer Telefonnummer zu fragen. Ich verabschiedete mich meist mit den Worten *„Man sieht sich."*, obwohl ich gerne ihre Kontaktdaten erfragt hätte. Doch je mehr ich mich mit dem Gedanken anfreundete, dass ich es wert sein könnte, desto öfter traute ich mich, überwand mein Schamgefühl und probierte aus, wie weit ich bei einer Frau gehen konnte. Und siehe da, mein Telefonverzeichnis konnte nun gelegentlich neue Einträge verbuchen. Unfassbar.

Mit diesem neuen Bewusstsein suchte ich in meinem Alltag zahlreiche Übungsfelder für mein Selbstwertgefühl. Ich wurde ständig geprüft und musste mich immer wieder neu entscheiden, dass ich mich wichtig nehme. Das war nicht leicht. Doch ich erkannte, dass meine Erfolgserlebnisse im Außen davon abhängen, welchen Wert ich mir selbst einräume. Doch all diese guten Erfahrungen genügten noch lange nicht, um die tiefen Verletzungen und den dazugehörigen Schmerz zu heilen, der nach wie vor in mir war und sich trotz meines neu gewonnenen Selbstbewusstseins meldete. Ich kam nicht drum herum noch tiefer in meine Seele zu blicken, um wahre Heilung zu erfahren.

Mir darf Gutes wiederfahren

Wie ich bereits berichtet habe, saß ich das erste Mal im Alter von 18 Jahren vier lange Wochen im Gefängnis im Jugendarrest und die Ära endete mit 33 Jahren nach einer Untersuchungshaft. Ich hatte mittlerweile ein neues Leben begonnen. Die Anklage, die damals noch einmal zu einem Gefängnisaufenthalt führte, lag bereits mehr als ein Jahr zurück und wurde nun zeitverzögert von der Justiz verhandelt. Da ich zu dieser Zeit bereits Abstinenzler war, konnte ich während dieser Verwahrung zwischen den engen Gefängniswänden nüchtern und anders über mein Leben nachdenken.

Es war ein Sonntag und in der kommenden Woche sollte mir die Gerichtsverhandlung bevorstehen. Ich war unsicher, welches Urteil mich erwarten würde. Aus meiner Zelle heraus blickte ich durch ein kleines Fenster hinaus in die Helligkeit des Tages und stellte mir die Frage, wann ich hier wohl wieder rauskomme. In diesem Moment sah ich zwei Bussarde anmutig am wolkenlosen blauen Himmel fliegen, die in meinen Augen wie Engel erschienen. Ich verfolgte mit Blicken ihren Flug und nahm intuitiv die Zeichen wahr, die von ihnen zweifellos ausgingen. Und so hörte ich plötzlich eine Stimme in mir sagen: *„Am Mittwoch bist du frei."* Doch in diesem Moment wagte ich es noch nicht daran zu glauben, dass ich es wert sein könnte, dass mir dieses Glück wiederfährt.

Der Mittwoch kam und außerhalb jeder Regel wandte sich ein Wärter an mich, um mir eine ungewöhnliche Frage zu stellen: *„Du hast drei Wünsche frei. Was möchtest du?"* Ich war völlig überrascht von dieser humorvollen Art, wie er mit mir sprach und wusste zunächst nicht, was ich darauf antworten sollte. Demütig, wie ich damals noch war, antwortete ich bescheiden, dass ich gerne eine Tafel Schokolade hätte. Der Wärter war über meine Antwort entsetzt. Er hatte erwartet, dass ich in diesem Angebot meine Chance erkenne und mir sofort die Entlassung aus dem Gefängnis wünsche. Ich stutzte und fragte mich selbst, warum ich nicht auf die Idee kam, dass es möglich wäre, mir die Freiheit zu wünschen? In diesem Moment erkannte ich, dass in mir das Muster immer noch vorhanden war, dass *„ich nichts Gutes haben darf"*, *„dass ich es nicht wert bin Geschenke zu bekommen."* Unbewusst hatte ich mich bereits wieder damit abgefunden, dass ich hier zu bleiben habe.

Doch der Wärter zeigte mir das Gegenteil. Ich war es wert Geschenke zu erhalten, denn er sagte: *„Du darfst heute gehen."* Es war unglaublich. In mir breitete sich ein wunderbares Gefühl der Freude und der Leichtigkeit aus, verbunden mit der Erkenntnis: *„Mir darf Gutes wiederfahren!"* Wie nie zuvor wurde mir klar, dass das hier nicht mehr mein Platz und nicht mehr mein Leben ist. Seit diesem Tag habe ich nie wieder ein Gefängnis von innen gesehen und bin stattdessen Schritt für Schritt den Weg weiter in meine innere und äußere Freiheit gegangen.

Der Kontakt zu meiner alten Szene ist in der Folge weitgehend eingeschlafen. Wenn es heute gelegentlich zu Begegnungen mit den Leuten „von damals" kommt, steht für mich immer der Mensch dabei im Vordergrund. Ich habe Kontakt zu Menschen aus allen politischen Richtungen. Die politische Meinung (rechts/links) der Person ist für mich heute nicht mehr wichtig. Ich sehe alle als Teil unserer großen Menschheitsfamilie.

Und da kam Robert

Ich war nun seit einem Jahr nüchtern, hatte das Rauchen aufgegeben und war tapfer damit beschäftigt mein Selbstwertgefühl im Alltag aufzubauen. Ich versuchte mich in meinem neuen Leben zurechtzufinden und kämpfte nach wie vor mit meinen Gefühlen. Da bekam ich einen überraschenden Anruf von meiner Schwester. Seit vielen Jahren hatte ich keinen Kontakt mehr zu ihr. Nun hatte sie von gemeinsamen Bekannten erfahren, dass ich ein neues Leben ohne Alkohol begonnen habe. Voller Freude darüber wollte sie mich ermutigen auf diesem Weg zu bleiben. Auch sie versuchte, so wie ich, seit vielen Jahren mit den furchtbaren Erlebnissen unserer gemeinsamen Kindheit fertig zu werden und hatte einen spirituellen Heilungsweg eingeschlagen. Begeistert berichtete sie mir, dass bald ein Referent und Buchautor in meine Heimatstadt kommen würde, den sie mir unbedingt empfehlen möchte. Sie fand seine Sichtweise auf das Leben vielversprechend und seine Bewertung dessen, was täglich mit uns und um uns herum geschieht, klang zuversichtlich. Die Lösungen und Heilungsmöglichkeiten, die er bei Problemen anbot, hatte sie bereits ausprobiert und unfassbarer Weise festgestellt, dass sich damit tatsächlich sehr schmerzhafte alte Wunden in ihrer Seele heilen ließen. Das klang zu schön, um wahr zu sein und ich wusste sofort: *„Ich werde zu diesem angekündigten Vortrag gehen"*.

Der Referent hieß Robert Betz. Er zeigte sich vor seinen Zuhörern als offener und unkomplizierter Typ und Redner, was mich sofort ansprach. Gebannt lauschte ich seinen Worten und mit jedem Satz, den ich hörte, wurde ich neugieriger. In so vielen Situationen, die er beschrieb, erkannte ich mich wieder. Ich sog das, was er sagte, förmlich auf: *„Wow"* dachte ich, *„Er trifft genau auf den Punkt. Das ist das Wissen – das ist die Lösung, die ich brauche. Danach habe ich gesucht."* Er erklärte nicht nur die Zusammenhänge warum, wieso, weshalb, dies oder das im Leben geschieht aus einem neuen und interessanten Blickwinkel, sondern er bot auch realistische Lösungen und überzeugende Schritte der seelischen Heilung an. Er nannte es Transformation – Verwandlung. Und das Beste daran war, dass die

Umsetzung nicht kompliziert klang – im Gegenteil – sie erschien einfach. Es waren keine schwierigen Denkprozesse oder jahrelange Gespräche notwendig.

Ich war so begeistert von dem, was Robert Betz sagte, dass ich weitere 11 Vorträge von ihm in meiner Heimatstadt besuchte. Und ich begann zahlreiche CDs von ihm anzuhören, um seine Sichtweise auf die Geschehnisse mehr und mehr in meinem Bewusstsein zu verankern. Die Erläuterungen, **wo es um die Mutter und den Vater der Kindheit** ging, hörte ich besonders häufig und intensiv. Dadurch hatte ich die Zusammenhänge und Verstrickungen zwischen meinen Eltern und mir bereits vollkommen verstanden. Dennoch brauchte es Zeit, bis ich mich an das tatsächliche Fühlen, besonders an die klärende Mediation *„Mein Vater und ich"* wagte. Ich wählte für diese Vater-Meditation nicht meinen leiblichen Vater, sondern meinen Stiefvater. Und ich stellte fest, dass ich schlichtweg Angst hatte, mich mit ihm als Person noch einmal auseinanderzusetzen, geschweigendem ihm gegenüber zu treten. Seit der Trennung meiner Eltern hatte ich ihn nicht mehr gesehen. Nun sollte ich mich in der Meditation von Angesicht zu Angesicht mit ihm konfrontieren. Eine grauenvolle Vorstellung.

Doch ich wollte Heilung.

Schon beim ersten anhören und eintauchen in das, was Robert Betz zum Thema **Vater der Kindheit** sprach, begann ich intensiv zu fühlen. All die schmerzlichen Szenen meiner Kindertage tauchten vor mir auf. Ich spürte erneut all die Demütigungen und die furchtbaren Schläge mit all den Schmerzen von damals. Ich sah meinen Stiefvater leibhaftig vor mir, mit seinem strengen Barth und dem zynischen Ausdruck im Gesicht. Nun stand ich wieder als kleiner Junge vor ihm und spürte die panische Angst vor jedem Schlag seines Ledergürtels, der schmerzhafte Striemen und blaue Flecken auf meiner Haut hinterlassen würde. Doch anders als damals, hatte ich ihn im Laufe dieser Meditation in **meinen blauen Raum** eingeladen, wo ich nun der Chef war, nicht er. Die Farbe **Blau** steht für Heilung. In diesem geschützten Rahmen war es mir möglich meinen bisherigen Wiederstand und meine Angst vor dem Fühlen zu überwinden und meine verletzte schmerzende Seele zu öffnen. Hier war ich sicher. Zunächst begann ich vorsichtig zu ihm zu sprechen, doch schon nach wenigen Sätzen steigerte sich meine Erregung ins Unermessliche.

All meine Wut, die ich jahrelang angesammelt hatte, entlud sich. Ich schrie und schleuderte ihm die schlimmsten Schimpfwörter um die Ohren: *„Du Arschloch!"*, *„Du blöde brutale Drecksau, du hast mir so weh getan".* Hemmungslos sprudelte es aus mir heraus und ich nahm kein Blatt vor den Mund. Ich entleerte meinen Ärger, meinen Frust, meinen Hass, meine Verbitterung – all das, was ich jahrelang aufgestaut hatte. Jeder Satz, den ich los wurde, war eine unvorstellbar große Befreiung. Es tat so gut. Ich begann Rotz und Wasser zu heulen. Es waren Tränen der Klärung und der Auflösung alter Wunde. Die anschließende Lichtarbeit in der Mediation empfand ich als eine unerschöpfliche warme Quelle von Frieden und Liebe und sie war ein großer Schritt zur Heilung. In mir hatte sich eine unbeschreiblich große Last gelöst. Dennoch blieb diese Meditation kein einmaliger Akt, sondern sie bot den Anfang und läutete einen langen Weg der beginnenden tatsächlichen Heilung ein, hin zu wahrem inneren Frieden.

Schon bald begannen sich auch im Außen die Dinge zu verändern und es geschah etwas, was ich nie für möglich gehalten hätte. Wenige Monate nach dieser bewegenden Meditationserfahrung mit meinem Stiefvater erhielt ich von meiner Schwester eine Einladung zu einer Weihnachtsfeier. Das war ungewöhnlich, weil es seit vielen Jahren in unserer Familie nicht mehr üblich war, dass man traditionelle Feste zusammen begeht. Als ich den Anlass für diese besondere Einladung erfuhr, war ich überwältigt. Meine Schwester hatte es geschafft meine Mutter, meinen leiblichen Vater und meinen Stiefvater dazu zu bringen, ein gemeinsames Weihnachtsfest zu feiern. Unglaublich. Diese drei Menschen haben sich Zeit ihres Lebens gegenseitig verurteilt, vielleicht sogar gehasst. Und nun erklärten sie sich damit einverstanden ein gemeinsames Fest zu verbringen.

Da saß ich nun am Heiligen Abend in der Wohnung meiner Schwester zwischen meinen drei Elternteilen, meinen beiden Geschwistern und meinem Halbbruder. Es fühlte sich unglaublich an. Zumindest in diesem Moment empfand ich kein bisschen Hass – im Gegenteil. Als ich meinen Stiefvater sah, wie er gealtert und vom Leben gezeichnet, da saß, spürte ich Mitgefühl. Ich fragte mich, wie ich so viele Jahre vor diesem Mann so unsagbare Angst haben konnte? Er war ein anderer Mensch geworden, nachdem er einige Jahre im Gefängnis verbracht hatte, wo er die Astrologie für sich entdeckte. Er hat also auch einen seelischen Entwicklungsprozess durchlebt. Meine drei Elternteile gingen korrekt und erwachsen miteinander um. Sie hatten sich unter Kontrolle und redeten miteinander. Für mich genügte das. Es war ein wunderschönes Gefühl diesen Frieden und die Dankbarkeit für diesen Moment in mir zu spüren.

Durch die Transformation von Robert Betz erkannte ich, dass nur ich allein meine alten Wunden heilen kann, indem ich die Verantwortung dafür übernehme, für das, was ich in meinem Leben vorfinde. Das heißt, all meine bisherigen Erlebnisse, auch jene aus meiner Kindheit, einschließlich der daraus resultierenden Schmerzen, habe ich mir selbst erschaffen. Auch wenn ich mir das anfangs nicht vorstellen konnte, so versuchte ich dennoch den Gedanken zuzulassen, dass ich selbst der Schöpfer meiner Wunden war, weil ich vor meiner Geburt in meinem Seelenplan festgelegt habe, dass ich diese Erfahrungen machen und durchfühlen möchte. So habe ich beschlossen, mich in diesem Leben, meinem *Schmerz* zu stellen und ihn in allen Bereichen zu fühlen. Dafür habe ich mir genau diese Eltern und diese Lebensbedingungen ausgesucht, wie ich sie in meiner Kindheit vorgefunden habe. Mit diesem Wissen fiel es mir leichter, anzuerkennen und anzunehmen, was jetzt in meinem Leben da ist. Mir wurde bewusst, dass ich all diese schmerzlichen Gefühle nur heilen kann, wenn ich sie bejahend annehme und das Fühlen dieses Schmerzes zulasse. *„Ja, ihr Schmerzen und Wunden in mir, ich verdränge euch nicht länger. Ihr dürft da sein. Ich bin bereit euch zu fühlen."*

So absurd es klingt, aber ich konnte sogar einen ersten Anflug von Dankbarkeit empfinden, dass ich diese Erfahrungen machen durfte, weil ich erkannte, dass alles einen tieferen Sinn und eine Aufgabe für mich hat. Dieses Bewusstsein relativierte das Gefühl, dass meine Eltern die Schuld tragen, an dem, was ich bis heute erlitten habe. Damit verabschiedete ich mich von der Opferrolle. Ich erkannte, dass auch sie damals das Beste gegeben haben zudem sie in der Lage waren. Auch sie hatten ihren Seelenplan festgelegt, bevor sie auf diese Erde kamen. Obwohl es mir anfangs noch schwer fiel meinen Eltern all die Verletzungen zu vergeben, so veränderte sich durch die Erklärungen der Transformationstherapie dennoch mein Blickwinkel auf meine Erfahrungen.

Zudem sah ich mich darin bestätigt, was ich kurze Zeit vorher unbewusst bei meinem Alkoholentzug festgestellt hatte: *Ich entscheide.* Ich kann mich jederzeit neu entscheiden, ob ich diese alten schmerzhaften Gefühle weiterhin in mir tragen und mich von ihnen vereinnahmen lassen möchte oder ob ich ihnen den Platz gebe, den sie verdient haben – sie wollen mir etwas sagen, sie wollen von mir gesehen, gewürdigt und durchfühlt werden. Dadurch entsteht Heilung. Das zu erkennen, war der entscheidendste Schritt für mich. Mit meinen neugewonnen Erkenntnissen aus der Transformationstherapie und meiner Öffnung für Spiritualität, konnte ich mich nun auf den direkten Weg der Heilung begeben.

Seelenauftrag: Schmerz

Auf meinem seelischen Entwicklungsweg habe ich auch sogenannte *Readings,* auch *Rückführung* genannt, ausprobiert. Das ist eine Methode, mit der es möglich ist, in eigene vergangene Leben zurückzublicken.[2]

Die *Geistige Welt* unterstützt uns dabei, wenn wir in einem Reading Antworten suchen. Die *Geistige Welt* ist das Zuhause unserer Seele – der Ort von dem wir kommen. Dorthin gehen wir nach unserem physischen Tod zurück und bleiben bis wir bereit sind für die nächste Inkarnation – für ein neues Leben. Sobald wir wiedergeboren sind, erinnern wir uns nicht mehr an unser Zuhause.[3]

Durch ein Reading, ist es auch möglich eine Ahnung und ein tiefes Verständnis für uns selbst zu bekommen und zu erkennen, was unsere eigene Schöpfung für unser jetziges Leben beinhaltet. Es ist möglich daraus seinen *Seelenvertrag*[4] abzuleiten. Er beinhaltet all das, was wir vor unserer Geburt festgelegt haben. Wir vereinbaren darin, was wir in diesem Leben fühlen, durchleben und heilen wollen.

Jedes Reading ist eine spannende Angelegenheit. Für mich war es jedes Mal eine berührende und aufschlussreiche Erfahrung, die mich seelisch weiter gebracht hat. Mit Hilfe erfahrener medialer Transformationstherapeutinnen habe ich mehrfach Klarheit über Wiederholungen, Verhaltensmuster und auch über körperliche Probleme bekommen und konnte einige heutige Verstrickungen in frühere Situationen auflösen. Ich erhielt mehrfach die Bestätigung, dass ich vor meiner Geburt in meinem *Seelenvertrag* festgelegt habe, in diesem Leben *Schmerz* zu fühlen und zwar in allen Varianten, die möglich sind.

---

2   aufgerufen am 28.10.2014 unter: http://de.wikipedia.org/wiki/Reinkarnationstherapie.

3   aufgerufen am 28.10.2014 unter: http://www.hypnospirit.de/printable/geistigewelt/index.html.

4   Ayach, Leila Eleisa: „Seelenverträge. Band 1. Absprachen in Liebe". 15. Auflage: Juni 2014. Smaragd Verlag, 57614 Woldert.

Ich erfuhr, dass ich mehrfach in früheren Inkarnationen für meine Vision gestorben bin, indem ich gekämpft habe und verraten wurde. Mit diesen erbarmungslosen Erfahrungen kam ich erneut auf die Erde. Und wieder musste ich zunächst einen langen Weg durch Leid und Schmerz gehen. Das war nötig, um mir meiner Kraft bewusst zu werden, die daraus hervorgehen kann. Denn in diesem Leben – in diesem Zeitalter – habe ich nun die Möglichkeit all diese schmerzhaften Erfahrungen aus aller Vergangenheit zu heilen und zu einem guten Ausgang zu bringen.

Ich erlebte nun eine harte und kalte Kindheit, die mir enorme körperliche und seelische Leiden bescherte. Zudem sicherte mir die Vielzahl meiner Tätowierungen auf der Haut sowie die extremen Piercings eine jahrelange Tortur von Schmerzen. Und auch meine Erfahrungen in zwischenmenschlichen Beziehungen sorgten lange Zeit dafür, dass mein Leid kein Ende nahm. Von körperlichen Beschwerden, die teilweise chronische Schmerzen mit sich brachten, wurde ich ebenfalls nicht verschont. Das ist mein *Seelenplan*. Was darin festgelegt wurde, gilt es anzugucken und zu heilen. Als ich diesen Auftrag erkannte, konnte ich noch einmal all meine bisherigen Erfahrungen unter einem anderen Blickwinkel sehen. Ich bin durch meine Erlebnisse kein Opfer, sondern werde zum Schöpfer, weil ich mir aus diesen vielschichtigen Erfahrungen Kraft holen kann.

Familienaufstellungen

Auf meinem Heilungsweg nutze ich auch zahlreiche Familienaufstellungen. Das ist ein Vorgehen, bei dem Personen stellvertretend für Familienmitglieder eines Teilnehmers so zueinander gestellt werden, dass man aus dieser Konstellation Muster und Verstrickungen innerhalb eines Familien-Systems erkennen kann.[5]

In mehreren Familienaufstellungen habe ich, mit dem Wunsch ein familiäres Gleichgewicht herzustellen, mehrfach meine Eltern aufstellen lassen. Die Gefühle von Wut, Hass und Verurteilung meldete sich immer wieder in mir und ich wollte ein noch größeres Verständnis dafür bekommen, woher sie kamen. Ich war bereit für die Wahrheit und entsprechend gespannt.

Die Kursleiterin begann zunächst die Hierarchien in meiner Familie zu ordnen. So zeigte sich unerwarteterweise in einer Aufstellung, dass meine Mutter von jeher vor unserer Macht als Kinder Angst hatte. Genauergesagt wollte sie nicht, dass wir irgendwann einmal über ihr stehen. Meine Mutter hatte, so wie ich später auch, ein sehr schwaches Selbstwertgefühl und wenn wir Kinder das Gefühl in uns aufgebaut hätten, dass wir *„gut und in Ordnung"* sind, hätte unsere Mutter sich vor uns noch kleiner und minderwertiger gefühlt, als sie das ohnehin schon tat. Das hätte sie nicht ertragen. Indem sie uns drei Kinder im Selbstwertgefühl ebenfalls klein hielt, verbündete sie sich zudem mit ihrem Mann, unserem Stiefvater, mit dem sie gemeinsam die Last teilte, die Kinder aufzuziehen, die sie von unserem leiblichen Vater hatte, der in ihren Augen und in den Augen meines Stiefvaters ein Looser war.

Zusätzlich zeigte sich in einer Aufstellung, in der mein Stiefvater Thema war, dass er uns Kinder auch aus Liebe zu unserer Mutter so brutal behandelt hat. Er wollte mit ihr sympathisieren, indem er ihr beweisen wollte, dass er uns auch nicht mochte, so wie es seine Frau – meine Mutter – tat. Sie zwang durch ihre Einstellung zu uns unbewusst

---

5 aufgerufen am 28.10.2014 unter: http://de.wikipedia.org/wiki/Familienaufstellung

meinen Stiefvater dazu uns zu verprügeln, weil wir ihr selbst im Weg waren. Es hat meiner Mutter gut getan, wenn er stellvertretend für sie seine Wut an uns ausließ.

So makaber das für Außenstehende klingen mag, das war eine wichtige Einsicht für mich, weil ich all die Jahre glaubte, dass die größten Hass- und Ablehnungsgefühle gegenüber uns Kindern von meinem Stiefvater ausging, weil wir nicht seine leiblichen Kinder waren.

In einer anderen Familienaufstellung erkannte ich, wie sehr ich immer noch mit meiner Mutter im Unfrieden war und große Wut in mir spürte. Die Kursleiterin, die in dem Fall auch eine Schamanin war, forderte von mir, dass ich in dieser Aufstellung vor meiner Mutter niederknien soll, um dreimal zu ihr zu sagen *„Du bist meine Mutter. Ich liebe und ich ehre dich."* Bei dem Gedanken, wehrte sich alles in mir dagegen. Der Gedanke, dass ich das aussprechen sollte war grausam, weil ich nicht verstand, warum ich diese Frau, die mir so viel Schlimmes angetan hatte, lieben und ehren sollte. Mit Wiederwillen quälte ich mir die Worte über die Lippen. Es fiel mir unvorstellbar schwer.

Das Vorgehen in einer Familienaufstellung ist eher dem Erkenntnisgewinn gewidmet und dem Wahrnehmen des Gefühls, dass sich in der jeweiligen Situation zeigt. Doch das tatsächliche Fühlen des Gefühls, um es aufzulösen, fehlte mir. Ich hätte mir gewünscht, dass mich die Kursleiterin in dem Moment auffordert, die hochkommenden Emotionen raus zulassen. Das tat sie nicht. Ich selbst erlaubte mir noch nicht zu weinen und die Seelenschmerzen, die aus mir heraus wollten, tatsächlich zu zulassen und zu durchleben.

Später traf ich auf eine Heilerin, die die Fähigkeit hatte, stellvertretend Gefühle für ihre Klienten zu fühlen. So übernahm sie für mich das Weinen und brachte damit all die Emotionen meiner Mutter gegenüber ins Fließen. Auch das war neu für mich und ein weitere Erfahrung für mich in Richtung Heilung.

Weil ich all die Jahre so viel Traurigkeit in mir spürte und mich dadurch in meiner Fähigkeit zur Lebensfreude beeinträchtigt fühlte, blieb es nicht aus in einer weiteren Aufstellung zu erkennen, dass ich von klein auf für meine Mutter sehr viel Verantwortung übernommen und energetisch getragen habe. Sie hatte mir einen großen Teil ihrer Probleme und ihres Kummers aufgebürdet. Das hatte die jahrelange Schwere in mir verursacht. Nun war es an der Zeit diese Last und Verantwortung für sich selbst an meine Mutter zurückzugeben. Um dieses Ritual zu vollziehen, gab mir die Kursleiterin symbolisch einen Stein in der Größe einer Honigmelone in die Hand. Er war eigentlich nicht schwer, doch weil er die Last versinnbildlichte, die meine Mutter mir aufgebürdet hatte, nahm ich ihn als zehnterlast wahr. Er zog mich regelrecht nach unten. Es war unfassbar. Mir wurde bewusst, wie nie zuvor, welche Bürde ich für meine Mutter getragen habe. Nun war es an der Zeit ihr die Eigenverantwortung dafür im übertragenen Sinne zurück zugeben. Als ich das tat, sackte die Statistin, die in der Aufstellung meine Mutter verkörperte, regelrecht zusammen. Und in mir wurde es in diesem Moment unglaublich leicht und ich spürte eine große Befreiung. Es war wunderbar.

Als ich an diesem Tag nachhause kam und mich auf mein Bett legte, um dieses Erlebnis zu verarbeiten, fühlte ich, wie ich vor Leichtigkeit meinen Körper verließ und voller Freude über mir geflogen bin. Ich war so glücklich und wieder zog für einen Moment ein Gefühl von Frieden in mir ein.

Vergeben und Verzeihen

Im ersten Drittel meines Lebens war ich in der Opferrolle gefangen, indem ich mich selbst bedauerte und mich oft fragte, warum ich in meinem Leben so schlechte Startbedingungen hatte. Warum hatte ich diese Eltern, bei denen ich Brutalität und Gefühlskälte erfuhr. Heute weiß ich, dass meine Mutter und mein Stiefvater in ihrer Kindheit ähnliches erfahren haben und dass sie es so weitergaben, weil sie es nicht besser wussten und konnten.

Mein Stiefvater wurde in seiner Kindheit selbst mit Strenge und Härte erzogen und wurde ebenfalls von Prügeln nicht verschont. Auch meine Mutter erlebte Lieblosigkeit. Es waren die Wunden ihres *inneren kleinen Kindes,* die meine Eltern umgewandelt in Aggressionen, wiederrum an uns, an ihre Kinder, weitergaben.

Als meine Schwester als erwachsene Frau ein Mal meine Mutter rückblickend fragte, warum sie es zugelassen hat, dass wir als Kinder so behandelt wurden, erhielt sie die Antwort: *„Warum sollte es euch besser gehen, als mir früher."*

Zudem weiß ich um die Wirkung der Seelenverträge. Auch meine Eltern haben, so wie ich, vor ihrer Geburt ihren Seelenplan festgelegt und darin beschlossen, das zu fühlen, was wir nun gemeinsam durchlebt haben.

Trotz der schmerzlichen Erlebnisse und all der Konsequenzen, die das in meinem Leben mit sich brachte, habe ich erkannt, wie wichtig es für mein eigenes Lebensglück ist, dass ich mich mit meinen Eltern und all dem, was war, versöhne und ihnen vergebe.

Dafür habe ich viel getan. Ich habe in einem geduldigen Transformationsprozess mit Hilfe der Transformationstherapie eine Vielzahl meiner alten Muster und Verstrickungen durchlaufen und aufgelöst. Durch zahlreiche Mediationen gelang es mir mit der *Mutter und den Vätern* meiner Kindheit inneren Frieden zu schließen.

Jahrelang hatte ich meinen leiblichen Vater verachtet, weil meine Mutter über ihn nur Negatives und Verachtendes erzählt hatte. Sie verurteilte ihn und hatte uns beigebracht, dass er ein schlechter Mensch ist. Das führte dazu, dass ich mich als Kind und auch noch als Jugendlicher jahrelang vor ihm versteckte, wenn ich ihn in der Öffentlichkeit sah. Als junger Erwachsener folgten dann zaghafte Versuche der Annäherung. Das gelang uns am besten, wenn wir uns zufällig bei meinen Großeltern, also bei seinen Eltern, trafen. Wir redeten miteinander, was uns erstaunlich gut gelang. Aus heutiger Sicht erkenne ich, dass ich zu ihm von der ersten Begegnung an eine unglaubliche Verbundenheit wahrnahm, so wie er auch zu mir. Das ermöglichte uns über all die Jahre immer wieder entspannte Treffen.

Ich spürte dabei deutlich, dass es mit meinem leiblichen Vater weit weniger Auflösungs- und Heilungsrituale brauchte, als mit meinem Stiefvater und mit meiner Mutter.

Vor zehn Jahren wuchs in mir der Wunsch wieder meinen Geburtsnamen als Familiennamen anzunehmen, der mir auf schmerzhafte Weise in meiner Jugendzeit von meiner Mutter und Stiefvater genommen wurde. Nun war es an der Zeit den Familiennamen meines Stiefvaters abzugeben, um zu meinen Wurzeln zurückzukehren. In einem aufwendigen Verfahren, gelang es mir über eine Erwachsenenadoption nun auch wieder der rechtliche Sohn meines Vaters zu werden. Seitdem trage ich wieder den Familiennamen Kolb. Auch das trug dazu bei, dass ich mich mit meiner Vergangenheit und den Erlebnissen, die ich mit meinem Stiefvater hatte, versöhnen konnte.

Heute habe ich ein wunderbares Verhältnis zu meinen Vater. Wir treffen uns regelmäßig und verbringen eine gute Zeit zusammen. Dabei begrüßt er mich jedes Mal liebevoll mit einer herzlichen Umarmung. Er freut sich über meinen Entwicklungsweg ins Licht und darüber, dass ich die Chance wahrgenommen habe, mit unseren Ahnen und mit allem, was war, Frieden zu schließen. Zwischen uns ist es, wie bei der Geschichte vom verlorenen Sohn, der wieder nachhause zurückgekehrt ist. Ich bin sehr dankbar für dieses Geschenk.

Vor einem Jahr krönte dann ein unerwartetes Schlüsselerlebnis die Versöhnung mit meiner Mutter. Ich fühlte mich gerade besonders wohl in meinem Leben und war in Liebe zu mir selbst. In diesem Zustand traf ich meine Mutter zufällig in der Stadt. Wir unterhielten uns kurz, sahen uns in die Augen und es war, als ob wir uns in diesem Augenblick ohne Worte alles erzählt hatten, was es zu sagen gab. Spontan umarmten wir uns. Und schon nach wenigen Sekunden war uns beiden klar, dass das keine normale Umarmung war. Es war eine hochschwingende Berührung und zwischen uns floss Liebe. Ich konnte förmlich spüren, wie meine Herzensenergie zu ihr überging. Es war die Umarmung, nach der ich mich mein ganzes Leben lang gesehnt habe. In diesem Moment hatten wir unseren Frieden miteinander geschlossen. Es tat ihr und mir so gut.

Als ich erkannt habe, wie wichtig es ist, verzeihen und vergeben zu können, war es mir möglich rückblickend auch die schönen Situationen aus meiner Kindheit zu sehen, die ich jahrelang verdrängt hatte. Meine Eltern haben damals ihr Bestes gegeben. Sie haben getan, was sie tun konnten und zudem sie in der Lage waren.

Ich bin kein Opfer dieser Umstände, sondern ein Gewinner. Mein Weg, der durch die Entscheidung meiner Mutter, sich von meinem Vater zu trennen, für uns Kinder zunächst im Tal begann, ist zu meinem kostbaren Weg ins Licht geworden, weil ich diese wertvollen Erfahrungen sonst nicht gemacht hätte.

Ich kann heute aus vollem Herzen sagen, dass ich meiner Mutter, meinem Stiefvater und meinem leiblichen Vater dankbar bin für alles, was zwischen uns geschehen ist, weil ich dadurch zu dem Menschen geworden, der ich heute bin. Ich kann nun alles aus einem Blickwinkel der Liebe sehen.

Entwicklungsstufen

Schritt für Schritt sammelte ich neue Erfahrung und kam meinem wahren Wesen – meinen ICH – immer näher. Ich lernte jedoch auch dabei, dass es Zeit und Geduld braucht eine seelische Weiterentwicklung zu machen. Jeder hat sein persönliches Tempo. Übertriebener Ehrgeiz oder Ungeduld sind hier fehl am Platz. Die bisherigen Verhaltensmuster haben uns lange Zeit begleitet und uns gedient mit den gegebenen Umständen zurechtzukommen. So braucht es ebenso Zeit bis wir bereit sind, diese Muster abzulegen und durch neue schönere Erfahrungen zu ersetzen. Es gilt behutsam Schicht für Schicht der Seele zu entblättert und anzugucken, was sich fpr Themen zeigen. Wir dürfen dabei im Vertrauen sein, dass wir geführt und unterstützt werden. Jeder von uns.

Ich selbst bin seit mehr als einem Jahrzehnt auf meinem Weg und habe in dieser Zeit sehr viel Heilung erfahren. Dennoch bekomme ich nach wie vor immer mal wieder Themen gezeigt, die mich wach rütteln und mir zeigen, was es noch zu heilen gibt. Doch das Schöne daran ist, dass ich nun durch die Transformationstherapie ein Handwerkszeug habe, mit dem ich mich all dem stellen kann, was gesehen werden möchte. Ich weiß, wie ich mit meinen hochkommenden Gefühlen umgehen kann, um sie auf den Weg der Heilung zu führen.

In meiner Arbeit darf ich täglich erleben, welche wunderbaren Veränderungen und Auswirkungen die Transformationstherapie nach Robert Betz auf Menschen hat, die sich dafür öffnen. Als sich mir die Gelegenheit bot, die Ausbildung zum Transformationstherapeuten zu machen, zögerte ich nicht lange und nahm es als ein Zeichen an, dass ich meine therapeutischen Fähigkeiten damit ausbauen darf. Und so begab ich mich in den damals acht Monate dauernden Transformations- und Ausbildungsprozess. Obwohl ich der Meinung war, dass ich bereits einen langen seelischen Entwicklungsweg hinter mir habe und viele alte Verhaltensmuster in mir gelöst und verwandelt hatte, wurde ich erstaunlicherweise während dieser Ausbildung erneut damit konfrontiert, dass es weit mehr tieferliegende Themen in meiner Seele gab, als ich ahnte. Sie schrien danach nun auch gesehen zu werden.

Die Herausforderung in der Ausbildung lag nun für mich darin, dass ich mich den Teilnehmer der Gruppe gegenüber öffnen sollte. Die Gemeinschaft, die während der regelmäßigen Seminartreffen entstand, glich einer Großfamilie. Obwohl das erfahrene Team der Ausbilderinnen uns Teilnehmern gegenüber wertschätzend und einfühlsam begegnete, nahm ich anfangs Panik und Widerwillen in mir wahr, weil ich, so wie früher in meiner Kindheit, das Gefühl bekam, Erwartungen erfüllen zu müssen. Die schmerzlichen Erfahrungen, die ich damals durch die unerreichbaren Anforderungen meiner Familie an mich gemacht hatte, hielten nach wie vor ein Warnsystem vor Verletzungen in mir aktiv. Ich sollte vor anderen reden, Fachwissen lernen, Hausaufgaben erledigen und praktische Prüfungen absolvieren, eben all das, was zu einer fundamentalen ordentlichen Ausbildung dazugehört. Die Angst nicht gut genug zu sein, die Angst zu versagen meldete sich wieder und ich begann erneut an mir zu zweifeln. Nachdem mich das eine Zeit lang beunruhigt hatte, entschied ich mich meinem inneren Druckmacher keine Kraft zu geben und die Ausbildung authentisch und in einer mir typischen Weise zu durchlaufen. Ich beschloss locker zu bleiben und mich in meinem eigenen Entwicklungstempo für die Erfahrungen in der Gruppe zu öffnen. Vor jeder Übungssitzung, in der ich mein Gelerntes unter Beweis stellen sollte, ging ich in die Stille, sagte JA zu meinen Ängsten und besann mich auf meine innere Kraft, die mir in den letzten Jahren so oft geholfen hatte. Ich lernte zu vertrauen und an mich zu glauben. Die Herausforderung, die mir die Ausbildung bot, mich weiterzuentwickeln und meine therapeutischen Fähigkeiten kennenzulernen, habe ich angenommen. Und es war eine erneute Lernaufgabe für mich ein JA zu diesem Leben zu sagen, mit allem, was ist.

Als ich am Ende der Ausbildung bei der Abschlussfeier in Lesbos meine Urkunde in der Hand hielt, fühlte ich eine enorme Freude und Lebensenergie in mir fließen, die solange im Verborgenen lag und nur darauf gewartet hatte, sich in ihrer ganzen Größe zeigen zu dürfen. Ich war stolz auf mich und erlaubte mir dieses bisher selten gefühlte Gefühl.

In den nächsten Jahren möchte ich weiter in meine vollkommene Kraft kommen. Ich spüre, dass ich die Fähigkeit zu heilen in mir trage, die durch viele Inkarnationen in mir gewachsen ist und die darauf wartet endlich gelebt zu werden. Ich darf nun darauf vertrauen, dass alles in mir da ist, was ich brauche. Die zahlreichen Zeichen in meinem Leben, die mir dies immer wieder deutlich machen, nehme ich heute bewusst und mit Dankbarkeit an. Die Transformationstherapie-Sitzungen, die ich seither als Therapeut mit Klienten gehalten habe, lösen ein Gefühl großer Freude in mir aus. Es ist ein Geschenk zu erleben, wie ich mit Unterstützung hochschwingender Energien, mit meinem Wissen und mit meiner Erfahrung nun auch Heilung weitergeben kann.

Naturwesen

Durch meine Offenheit für die Spiritualität und auch durch meine Ausbildung zum Transformationstherapeuten erhielt ich ein weiteres Geschenk – das Bewusstsein, dass ich mit der Kraft der Naturwesen verbunden bin. Von jeher fühlte ich mich zur Natur in all ihren Facetten hingezogen. Unbewusst spürte ich schon als Kind die kraftvolle und heilsame Energie, die von ihr ausgeht. Mittlerweile ist es mir möglich Energien und Bewegungen der Natur wahrzunehmen, die von verschiedenen Ebenen ausgehen. So spüre ich die Welt der Naturwesen: das Elfen- und Feenreich, die Baumgeister, Gnome und Zwerge, Wasserelfen, Nymphen und viele andere. Um uns herum passiert so viel. Wir Menschen haben es über viele Jahre hinweg verlernt, diese Dimensionen von Leben zu sehen und wahrzunehmen. Wir haben uns von der Natur und damit von den Naturwesen entfernt. Doch wenn wir ein Bewusstsein und eine Offenheit für ihre Schwingungen zulassen, ist es möglich sie wieder wahrzunehmen.

Durch ein Reading erfuhr ich, dass ich in einem früheren Leben in der Dimension der Naturwesen gewirkt habe. Ich war einst ein Elf – ein Elfenkönig. Die Energie aus dieser Zeit trage ich in mir und kann sie nun in diesem Leben als eine besondere Stärke und Kraft abrufen und nutzen.

In den nächsten Jahren möchte ich mich auch für die Hellsichtigkeit öffnen und lernen mit anderen Dimensionen in direkten Kontakt zu treten. Wenn mir heute Menschen gegenüber treten, habe ich mittlerweile ein Gespür dafür erhalten, ob und welche Energien sie aus der Welt der Naturwesen in sich tragen. Schon beim Blick in die Augen eines Menschen kann man so viel erkennen. Die Anziehung zwischen denjenigen, die ursprünglich aus anderen Dimensionen stammen, ist besonders groß. Oftmals ist das ein Indiz, dass sich hier gleiche Wesenstypen gefunden haben.

Wie sich letztens durch einen Hinweis einer erfahrenen Transformationstherapeutin und durch eine daraus folgende wunderbare Fügung zeigte, ist auch meine Freundin aus dem Reich der Elfen – sie ist eine Wasserelfe, eine Nymphe. Und es ist daher kein Zufall, dass wir zueinander gefunden haben, weil auch uns eine Energie der Naturwesen verbindet. Die Freude, die ich mit ihr beim Spazierengehen teile, wenn wir in Bäumen, Wiesen und Gebüschen die Lebendigkeit und vielschichtigen Gesichter der Naturgeister wahrnehmen, ist unfassbar schön.

Es gibt Orte auf der Erde, wo wir Menschen die Verbundenheit zu diesen Kräften besonders gut wahrnehmen können. Einige dieser Plätze habe ich bereits aufgesucht und unglaubliche schöne Erfahrungen gemacht. Das Mühlental bei Petri auf der Insel Lesbos ist so ein Kraftort, wo ich mich in meiner Energie als Naturwesen auf wunderbare Weise bestätigt fühlte. Als ich mich inmitten dieser unvergleichbar lebendigen kraftvollen Natur wiederfand, vibrierte und bebte es in mir. Ich konnte eine ganz besondere und hochschwingende Energie wahrnehmen. Hier war ich vollkommen bei mir und in meiner Größe. Mir wurde bewusst, dass ich hier einst zuhause war. Ein wundervolles Erlebnis. Jeder von uns kann seine persönlichen Kraftplätze finden, wenn er sich öffnet für jene Energien, die von diesen Orten ausgehen und ihn anziehen.

Die Kraft der Gedanken

Ich nutze jede Gelegenheit um in der Natur spazieren zu gehen und so gibt es auch in meinem Heimatort eine Gegend, deren gute Energie und Schönheit mich besonders anzieht. Als ich wieder einmal dort unterwegs war, das Hier und Jetzt genoss und geradezu in einem Glücksgefühl badete, das ich oft in solchen Augenblicken spüre, durfte ich eine interessante Erfahrung machen. Ich hörte mich plötzlich zu mir selbst sagen: *„Ich werde jetzt ein vierblättriges Kleeblatt finden."* Ich sah mich um und hatte in diesem Moment nicht den geringsten Zweifel daran, dass sich mir in wenigen Minuten eines zeigen wird.

Aus dem Frieden heraus, den ich gerade in mir spürte, war mein Ego vollkommen ausgeschaltet. Es stellte sich nicht die Frage: *„Woher sollte das jetzt kommen?"* Nein. Ich war frei von meinem Verstandsdenken und frei von Angst, dass es nicht eintreten könnte. Und tatsächlich fand ich unmittelbar danach ein vierblättriges Kleeblatt. Mir wurde klar, dass ich durch meine Gedanken diese Materie erschaffen hatte. Das Kleeblatt war da. Durch meine innere Haltung und meinem zweifelsfreien Glauben daran, dass alles da ist, was ich brauche, konnte ich bewirken, dass es tatsächlich da war.

Wir alle sind kraftvolle Wesen, die sich in ihrer unendlichen Schöpferkraft durch das Ego blockieren lassen. Indem wir voller Angst und Zweifel in unserem *„Das ist nicht möglich – Denken"* gefangen sind, stagnieren wir und trennen uns von unserer Kraft etwas zu erschaffen. Doch wenn wir beginnen, in kleinen alltäglichen Dingen zu üben uns auf unsere Schöpferkraft zu besinnen, kann sich uns das Leben in seiner ganzen Fülle zeigen. Mir wurde mehrfach gezeigt, dass ich an diese Schöpferkraft in mir glauben darf.

Ein besonders glückliches Beispiel dafür ist meine Arbeit. Ich hielt mehr als 23 Jahre in einer Firma aus, in der ich mich nicht wohl fühlte und mir von Anfang an wünschte eine neue Arbeitsstelle zu finden. Ich unternahm einige Bewerbungsversuche, um dieses Ziel zu erreichen. Doch ich blieb erfolglos. Heute weiß ich, dass es damals daran lag, dass ich in mir noch nicht im Vertrauen war, dass mir das Geschenk einer passenden Stelle widerfahren wird. Erst als ich bewusst begann Stück für Stück zu üben dieses **Wollen** in mir loszulassen, bewegte sich etwas. Nun werden sie sich als Leser fragen, wie ich das geschafft habe – mich im Vertrauen zu üben? Es war ziemlich einfach: Ich hatte mir an meinem Arbeitsplatz eine gemütliche Ecke eingerichtet, um die Pausen angenehmer zu gestalten. Dazu gehörte eine bequemer Stuhl und ein CD Player, mit dem ich schöne Musik hören konnte. Zudem hatte ich kurz vorher eine spirituelle Heilerin, namens **Mutter Meera**, besucht, die **Darshans** gibt. Darunter versteht man den segensreichen Anblick einer Heiligen[6]. **Mutter Meera** legte in dieser Sitzung mit ihrer göttlichen Gabe wortlos ihre Hände an den Kopf eines jeden Besuchers. Sie gab damit dem jeweiligen Seelenplan eines jeden Besuchers einen Anstoß. Daher stellte ich auch ein Bild von **Mutter Meera** auf sowie einen Engel und die Blume des Lebens. Wann immer es meine Zeit erlaubte, ging ich in diese Ecke, die mittlerweile zu einem Kraftort für mich an meinem Arbeitsplatz geworden war. Dort entspannte ich und kreierte mir eine Affirmation: *„Ich wünsche mir eine neue Arbeit, wo ich umher reisen kann und die eine spirituelle Aufgabe hat. Eine Arbeit, wo Liebe und Harmonie vorhanden ist. Zudem möchte ich mir ein höheres Gehalt und nette Kollegen.“* Eine konkretere Vorstellung entwickelte ich nicht und ich hatte zu dieser Zeit überhaupt keine Ahnung, welcher zukünftige Arbeitsplatz das sein könnte. Doch meine Affirmation hörte sich stimmig für mich. Das genügte.

Bei jeder Gelegenheit, die sich mir bot, sprach ich sie vor mich hin. Dabei legte ich meine Hand auf mein Herz-Chakra und ich nahm wahr, wie sich Wärme und Herzensenergie in mir ausbreitete. Ein ganzes Jahr lang machte ich dieses Ritual. Das Kuriose daran war, dass ich in dieser Zeit nicht den Impuls hatte, mich auf Stellenanzeigen zu bewerben. Ich war mehr und mehr in dem Vertrauen, dass sich mir die passende Stelle zeigen wird, wenn es an der Zeit ist. Dennoch ist in meinem Umfeld viel passiert und ich wurde in Situationen gelenkt, die

---

6   aufgerufen am 28.10.2014 unter: http://de.wikipedia.org/wiki/Darshan

mich darin unterstützten meinen Wunsch nach einer anderen Arbeit noch mehr loszulassen. So wurde mir ein Nebenjob angeboten, der mir zunächst mehr Geld einbrachte, was mich zufriedener machte. Bisher hatte ich mich an die Firma gekettet in dem Mangeldenken, dass ich das Einkommen unbedingt brauche, auch wenn ich dabei an meinem Arbeitsplatz meine Gesundheit riskierte. Doch auch in diesem Punkt lernte ich loszulassen. Durch die Einführung einer neuen und komplizierten Maschine und Computeranlage, die uns Arbeitern kompromisslos vorgesetzt wurde, ohne, dass wir gefragt oder besser bezahlt wurden für diese Mehrarbeit, fühlte ich mich zunehmend leer und ausgebrannt. Das wiederrum gab mir die Stärke zu mir selbst zu sagen: *„Jetzt reicht es. Ich werde diese Firma vor meinem 25. Dienstjubiläum verlassen.“* Ich entschied in diesem Moment, meine alte Arbeit, von der ich bisher glaubte, dass ich sie erst verlassen darf, wenn ich eine neue Arbeit gefunden habe, vollkommen loszulassen. Ich war bereit zu kündigen, egal, was danach aus mir wird. Ich stellte mich allem, was da an existentiellen Abstürzen kommen hätte können. Ich hatte keine Angst mehr. Drei Tage später erhielt ich einen Anruf von meinem Schwager, der mir berichtete, dass der Referent Robert Betz jemanden für sein „On Tour-Team" sucht. Der Bewerbungsschluss war bereits abgelaufen und der Stapel von Interessenten für diese Stelle war groß. Unbeeindruckt davon schickte ich meine Bewerbungsunterlagen in sein Büro und wurde tatsächlich zum Vorstellungsgespräch eingeladen. Dort zeigte ich mich ohne Umschweife so wie ich bin, pur und ehrlich. Wenige Tage später erhielt ich die Zusage für diese Stelle. Ich habe genau den Job bekommen, den ich mir gewünscht habe. Dafür bin ich unvorstellbar dankbar.

Im Licht – ich, eine Frau und eine Beziehung

Vor der Zeit meiner Transformation waren meine Beziehungserfahrungen mit Frauen von Schmerzen und Enttäuschungen geprägt. In einem jahrelangen inneren Prozess und mit Unterstützung der Transformationstherapie, durch Familienaufstellungen und durch andere spirituelle Erfahrungen, erkannte ich, dass die Ursachen dafür auch in der ungeklärten Beziehung zu meiner Mutter und zu den Vätern meiner Kindheit lagen. Durch das Bewusstmachen dieser Verstrickungen in alte Muster erlebte ich Schritt für Schritt Heilung.

Ich habe jahrelang behauptet, dass ich gerne und aus Überzeugung Single bin und dass ich in jeder Situation am liebsten mit mir alleine bin. Ich hatte sogar Probleme das Wort *„Beziehung"* in Verbindung mit mir und einer Frau auszusprechen. Lange Zeit stimmte das für mich, weil es mir als Flucht diente, nicht wieder verletzt zu werden. Doch je mehr ich mein verbissenes Festhalten an alten Glaubensätze erkannte und bereit war das aufzulösen, umso mehr öffnete ich mich dem Gedanken einer Frau zu begegnen, mit der es mir möglich ist, ein wundervolles Gefühl von Vertrauen, Nähe und Gemeinsamkeit zuzulassen. Mehr und mehr wünschte ich mir eine Partnerin, die mich liebt, mit der ich Zweisamkeit erleben kann und die mich annehmen kann, so wie ich bin.

Ich hatte zudem mittlerweile eine Gelassenheit verinnerlicht, dass man nicht um die Liebe kämpfen muss, sondern dass es ohnehin in meinem Seelenplan vorbestimmt ist, was in meinem Leben geschieht. Daher habe ich nicht gesucht, sondern vertraute darauf, dass die Liebe zu mir kommt und dass ich sie erkennen werde, wenn es für mich passt. Man bekommt das, was man selbst ist. Und so ging ich in bestmöglichster Liebe zu mir selbst durch mein tägliches Leben, bis mich vor einem Jahr ein Brief erreichte, der von einer Frau geschrieben war, die ich kurz vorher kennengelernt und mit der ich mich lange und intensiv unterhalten hatte. Die herzlichen und wertschätzenden

Worte, die sie nun schrieb, rührten mich auf eine Weise zu Tränen, die ich vorher noch nie erlebt hatte. Sie hatte mein Herz berührt. Ich rief sie an, um mich für dieses göttliche Geschenk zu bedanken und von diesem Moment an, haben wir keinen einzigen Tag mehr aufgehört miteinander in Kontakt zu sein. Es offenbarte sich mir eine Frau – ein Engel – wie ich es mir immer gewünscht hatte – ein unglaublich liebevolles und schönes Wesen, die eine beinahe unerschöpfliche Quelle an Energie, Ausdauer und Herzenswärme in sich trägt, was sie mir auf wunderbare Weise zeigt.

Zunächst begannen wir uns, jeder in seinem eigenen Tempo, Schritt für Schritt einander zu nähern. Obwohl ich bereits viele meiner alten Themen und Schmerzen aufgelöst habe, wurde ich erneut mit Ängsten konfrontiert. Und ihr erging es ebenso. Auch sie brachte eine Vergangenheit mit und hatte eine Vielzahl von unterschiedlichen Erfahrungen gemacht.

Wir stellten beide fest, dass es eine Herausforderung ist, das, was man sich immer wünscht, anzunehmen, wenn es plötzlich vor einem steht. Es gehört Mut und Willen dazu, weil es bequemer ist, sich Hintertürchen der Flucht oder Ausreden freizuhalten. So wie es mir nun erging, wollen und wünschen sich viele Menschen etwas und lehnen es dennoch unbewusst innerlich ab, wenn es sich dann zeigt. In diesen Situationen meldet sich *das kleine verletzte Kind* in uns Erwachsenen und ist aufgefordert zu lernen zu vertrauen, um sich öffnen zu können.

Meine Angst mich diesem langersehnten Geschenk der Liebe hinzugeben und möglicherweise erneut einen Verlust zu erleiden und verletzt zu werden, stellte mich nun auf eine harte Probe. Ich brauchte Zeit. All die Aufmerksamkeit, Annahme und Liebe, die diese tolle Frau mir entgegenbrachte, weckten erneut die Selbstzweifel in mir, ob ich das überhaupt wert bin. Ich konnte zunächst kaum annehmen und glauben, dass sie wirklich mich damit meint.

Doch durch das Wissen über die klärenden Möglichkeiten der Transformationstherapie, das mich auch mit ihr verbindet, erkannte ich deutlich die Zeichen alter Verletzungen in mir, die nun noch nach Auflösung riefen. In verschiedenen Transformationssitzungen und Rückführungen sah ich mir mit Hilfe von erfahrenen Transformationstherapeuten meine Themen an.

Mir wurde bewusst, dass ich dieser Frau etwas zu verdanken habe, was ich bisher nicht kannte. Sie bringt mir eine unvorstellbare Wertschätzung entgegen. Sie hat mir die Augen dafür geöffnet, zu erkennen, dass ich ein wundervoller Mensch bin. Durch sie ist es mir möglich geworden, das großartige Gefühl anzunehmen, dass ich etwas Besonderes bin. Ich hatte bereits gewagt zu ahnen, dass göttliches Licht in mir scheint, so wie in uns allen, nur dass es der vollkommenen Wahrheit entspricht, hatte ich noch nicht verinnerlicht, bis ich es für mich erkennen und endlich annehmen konnte. Sie hat mir gezeigt, welche Ausstrahlung ich auf andere Menschen habe. Ich habe eine wunderbare Frau geschenkt bekommen, weil ich es wert bin, eine wunderbare Frau zu haben.

Mit jeder Beziehung, die wir eingehen, wird es in jedem von uns immer wieder Themen geben, die schmerzliche Emotionen hervor bringen, die angeschaut werden wollen. Das gilt es anzunehmen, weil es zum Leben dazugehört. Es macht uns unendlich reich.

Mit Beendigung meiner Ausbildung zum Transformationstherapeuten, wurde es mir dann möglich, aus vollem Herzen ein „JA" zu meinem Leben, zu unserer Beziehung und damit auch zur Liebe zu sagen und dieses Gefühl auch voll und ganz zu leben. Mit jedem bewussten „JA" wird es immer schöner. Ich bin voller Freude und offen für alle Aufgaben, die mein Seelenplan nun für diese schöne und leichte Beziehung zu meiner Freundin bereit hält. Wir sind zusammen auf einem Weg.

Heute leben wir nicht mehr in einer Liebesbeziehung zusammen, haben jedoch weiterhin regelmäßigen Kontakt. Unsere Beziehung hat Heilung bedeutet, Heilung für beide Partner, auf unterschiedlichen Ebenen. In der Beziehung hatte ich Gelegenheit auch die drei Töchter meiner Freundin mitzuerleben. Besonders die kleinste, die ich im Alter von zwei Jahren kennenlernen durfte, habe ich in Ihrer Entwicklung miterleben dürfen. Beim spielen mit der Kleinen konnte ich auf gewisse Weise ein Stückchen meiner eigenen Kindheit nachholen, und Dinge noch erleben, die mir im jeweiligen Alter verwehrt geblieben waren. Wir sind bis heute in gutem Kontakt und sehen uns auch gelegentlich. In meiner aktuellen Freiheit bin ich glücklich. Ich achte nun mehr auf meine Ernährung, mein eigenes Wohlbefinden und kann auch mein Single-Dasein in vollen Zügen genießen. Nun bin ich auf besondere Weise mit der Natur und der geistigen Welt verbunden, in mir, meinem Selbst ruhend. Wenn die Zeit dann reif ist, wird vielleicht eine neue Beziehung zur heilung anderer Aspekte beitragen dürfen.

In Liebe zu mir selbst – meine Tätowierungen

Seit meinem sechzehnten Lebensjahr habe ich nicht damit aufgehört meinen Körper zu tätowieren. Bevor ich meinen seelischen Entwicklungsweg begonnen habe, dienten mir diese Bilder auf der Haut mich *anders* als andere zu fühlen, aufzubegehren und um Menschen von mir fernzuhalten. So war es unbewusst auch eine Rebellion gegen mich selbst. Die Wandlung in mir begann, als ich mich der Spiritualität öffnete und nach und nach ein neues Lebensgefühl in mir wahrnahm. Damit veränderten sich auch die Motive, die ich für meine Tätowierungen auswählte. Mit jedem neuen Bild näherte ich mich der Liebe zu mir selbst und zu anderen. Ich ließ sogar frühere Bilder überstechen wie beispielsweise den Skinhead auf meiner Brust. Er hatte ausgedient, seine Zeit war vorbei. Aus ihm wurden zwei freundliche Meerestiere – ein Oktopus und ein bunter Fisch.

Zudem entschied ich mich immer öfter für lustige Motive wie ein Pärchen aus Gummibären, dass sichtbar Spaß miteinander hatte. Und es finden sich auch leckere Früchte auf meinem Körper wie Erdbeeren, die ich in jeglicher Verarbeitungsform mag. Ich setzte meiner Fantasie keine Grenzen.

Zudem entstand in mir der Wunsch meinen Bauch mit Bildern zu verschönern. Ich habe lange überlegt, welches Motiv dort stimmig für mich sein könnte. Dabei kamen mir die verrücktesten Ideen. Weil ich es liebe Kaffee und Kuchen zu genießen, dachte ich zunächst an ein Motiv, was diese Vorliebe zum Ausdruck bringt. Doch dann bekam ich die Eingabe, mir stattdessen einen Schriftzug auf den Bauch stechen zu lassen. Und da mein Name **Roland** gut zu Rock´n Roll passt, schmückt nun der Text **Rock`n Roland** meinen Bauch. Ein unübersehbarer Ausdruck meiner Liebe zu mir selbst.

Doch auch die Polaritäten, die jeder von uns in sich trägt, spiegeln sich auf meiner Haut. Auf meinem rechten Unterschenkel findet man ein Portrait von mir. Es zeigt mich mit einem wütenden Gesicht und einer roten Clownsnase. Mit diesem Bild habe ich meine Vergangenheit verarbeitet, weil ich als Kind in der Schule stets der Klassenkasper war, obwohl mir meist überhaupt nicht nach Lachen zumute war. Damals suchte ich mit diesem Verhalten nach Aufmerksamkeit. In diesem Clown vereinte ich nun diesen lustigen und gleichzeitig den weinenden Teil in mir. Er symbolisiert meine unterdrückte Wut von damals, die gesehen und angenommen werden wollte.

Bis vor kurzem hätte ich behauptet, dass immer noch ein Teil dieser alten Verletzungen in mir darauf wartet, transformiert zu werden. Doch die rote Clownsnase gab eine andere Botschaft von sich, auf die mich letztens ein erfahrener Heilpraktiker aufmerksam machte. Als ich bei ihm in einer Sprechstunde war, widmete er sich sofort meiner Tätowierung mit dem Clown und fragte mich, was es damit auf sich hat. Und als ich ihm meine Geschichte dazu kurz erzählte, sah er mich an und meinte: *„Diese rote Nase brauchst du nicht mehr."* Kurzerhand zog er einen schwarzen Permanentstift aus seiner Tasche und malte ein Körbler'sches Heilzeichen aus der „Neuen Homöopathie" über die Nase. Mit diesem gemalten Zeichen können Veränderungen im Energiefluss des Körpers erreicht werden, indem der Informationsgehalt bzw. die Strahlung, die von einer Körperstelle ausgeht, verändert werden.[7] *„Der hebt die negative Energie dieser Nase mit all seiner Nebenwirkungen für deinen Körper auf"*, sagte der Heilpraktiker. Ich war zunächst erstaunt darüber, dass er der Nase in Bezug auf mein jetziges Leben so viel Bedeutung gab. Doch je mehr ich darüber nachdachte, umso klarer wurde mir, dass er recht hatte. Vermutlich hatte er eine Schwingung von mir aufgenommen, die ich selbst noch nicht so recht wahrhaben wollte. Die Nase hatte längst ausgedient. Ich brauche diesen Clown in mir, der Aufmerksamkeit von außen möchte, nicht mehr. Ich öffnete mich dem Gedanken diesen Teil in mir vollkommen

---

7   Energieimpulse: aufgerufen am 12.10.2014 unter: http://www.energieimpulse.net/ komplementaere-heilweisen/heilarbeit/koerblersche-zeichen/

loszulassen. Eine interessante Erfahrung. Innerlich bewirkte diese Erkenntnis in mir einen weiteren Entwicklungsschritt, doch äußerlich ließ sich das loslassen leider nicht so einfach umsetzen. Unterstützend zur Therapie durch das Heilzeichen, überlegte ich die rote Farbe dieser Nase mit modernen Lasermethoden ablösen zu lassen. Doch die Schwierigkeit besteht darin, dass sich eintätowierte bunte Farben wie Rot, nicht mehr entfernen lassen. Mit meinen bunten Tätowierungen war ich also eine lebenslange Bindung eingegangen.

Doch dieses wundervolle Bunt auf meiner Haut war für mich von Anfang an wichtig und ich freue mich bis heute daran. Diese Farben sind Energiespender – sie sind Licht und Seelennahrung – die mir Kraft geben. Vor allem im Winter, wenn es in der Natur grau ist, dann hilft mir dieses Bunt auf meinem Körper, das Leben zu spüren.

Meine Bilder auf meinem Körper sind ein wunderbarer Teil von mir, den ich annehmen und in Liebe bejahen kann.

Ich habe mir durch meine bunten Tätowierungen die Heilkraft der Farben in mein Leben geholt. Zu dieser vielfältigen Welt gehört auch die Schönheit der Natur und ihrer Naturwesen, zu denen ich in den letzten Jahren durch meine spirituellen Erfahrungen bei Heilern und Schamanen mehr und mehr Zugang fand. Ich fühle mich mit ihnen verbunden. Diese Dimension hat mir schon oft Halt gegeben und sollte daher auch auf meinem Körper verewigt werden. So platzierte ich an der linken Innenseite meines Unterschenkels eine wundervolle Elfe, die mich nun mit ihren schönen Augen anstrahlt. Sie ist umgeben von einer großen Hibiskusblüte.

Erst vor wenigen Jahren begann ich mich meinem Rücken zuzuwenden, der bisher von Tätowierungen frei geblieben war. Nachdem ich vorn an beiden Schlüsselbeinen die Worte *Liebe* und *Glück* verewigt habe, suchte ich eine würdige Körperstelle, um das Wort *Dankbarkeit* hinzuzufügen, weil für mich diese drei Schlüsselwörter zusammen gehören. So gab ich meiner Dankbarkeit einen würdigen Platz an meinem oberen Rücken-Nackenbereich.

Eines Tages begegnete mir ein wunderschöner Engel, der mir von einem Plakat entgegen lächelte, während ich auf einem Konzert war. Mir war schlagartig klar, dass ich ihn unbedingt haben muss. Und so ließ ich mir dieses herrliche Bild in die Mitte meines Rückens tätowieren. Zwar kann ich an meinem Rücken den Engel selbst nicht sehen. Doch die Kraft, die von ihm aus geht, entsteht nun durch mein Fühlen und dem Wissen, dass ich diesen Engel auf meinem Rücken trage. Das löst ein schönes Gefühl in mir aus.

So füllte ich weitere freie Stellen auf meinem Rücken: die Blume des Lebens als Schattierung im Hintergrund, das Universum und Mutter Erde, die sieben Chakren in Form von Diamanten und zahlreiche Schmetterlinge, die ich überalles liebe. Mein Rücken ist ein farbenfrohes Bilderbuch, das meinen Jetzt-Zustand spiegelt – meinen Weg ins Licht, den ich weiter in Liebe zu mir selbst gehe.

Heute blicken mich die Menschen auf der Straße nicht mehr mit diesem entsetzten Gesichtsausdruck an, heute strahle ich auch mit meinen Tätowierungen Liebe aus und das strahlt zu mir zurück. Ich lächle die Leute an und ich erhalte ein Lächeln zurück. Klar gibt es Ausnahmen, jedoch ernte ich meist positive Resonanz von Mitmenschen. Eine heilende Erfahrung.

Während der Ausbildung zum Transformationstherapeuten nach Robert Betz bekam jeder der Teilnehmer den Auftrag eine Präsentation von sich selbst vorzuführen. Dabei waren der Kreativität keine Grenzen gesetzt und von Power Point bis Bastelarbeiten war alles erlaubt. Da das alles nicht meine Welt ist, sah ich dieser Präsentation zunächst ideenlos und missmutig entgegen. Bis meine Freundin mich darauf aufmerksam machte, dass ich die beste Präsentation meiner selbst doch bereits fertig auf meinem Körper trage. Das saß und meine Präsentation war von einem Moment zum anderen geboren. Der Tag meiner Darbietung auf der Kraftinsel Lesbos kam. Mehr als 25 Teilnehmer saßen an einem wunderbaren Ort zusammen, ich stand etwas erhöht, zog mein T-Shirt aus und trug nur meine Hosen vor den Augen der Zuhörer und so begann ich aus meiner tiefsten Seele meinen Lebensweg anhand meiner Tattoos zu erzählen. Es wurde die ehrlichste und authentischste Präsentation meiner selbst. In diesem Moment war ich vollkommen bei mir, in meiner Annahme und Liebe zu mir selbst, so wie ich bin. Im Anschluss kamen einige Leute meiner Ausbildungsgruppe auf mich zu, haben mich dankbar umarmt, weil ich ihnen das letzte Vorurteil genommen habe. Obwohl ich mit ihnen seit fast einem Jahr viel Zeit verbracht hatte und wir eine Gruppe bildete, die gemeinsam die T-Ausbildung absolvierte, war es dieser Augenblick, der den letzten Funken Vorurteile verstummen ließ. Man sagte mir, dass man mich nun mit vielen Verhaltensweisen besser verstehen und sehen könnte. Und damit ist meine Botschaft angekommen. *Schaut nicht nur auf die Fassade eines Menschen, sondern erfühlt, was er denkt und tut. Erst dadurch erkennt ihr das wahre Wesen, das wirkliche SEIN eines Menschen.*

In der Liebe zu mir selbst

Es hat in meinem Leben lange gedauert bis ich zum ersten Mal einen Funken von Liebe zu mir selbst spüren konnte. Dieses wohlige Gefühl, dass ich als kleiner Junge sicher unbewusst in mir trug, war mir in Laufe meiner Kindheit durch zahlreiche Erlebnisse wie Prügel, fehlende Nestwärme und kalte Umgangsformen abhanden gekommen. Als Jugendlicher und später als junger Erwachsener hatte ich längst keine Ahnung mehr davon, wie es sich anfühlt mich selbst zu mögen. Die ersten Tätowierungen, die ich in meiner Jugendzeit stechen lassen habe, zeugten von der fehlenden Liebe zu mir selbst. Es waren Hass erfüllte Bilder mit dunklen Gestalten voller Wut, die ein Teil von mir waren. Auch in der Hooligan und Skinhead-Szene holte ich mir immer wieder die Bestätigung, dass es keine Liebe für mich gibt und lebte stattdessen Kälte und Feinseligkeit. Hinzu kam meine jahrelange Alkoholsucht, die mich nach und nach zerstörte, was ein deutliches Zeichen dafür war, dass ich sehr weit von mir entfernt war. Und in Beziehungen kämpfte ich mit der Angst, von anderen nicht geliebt zu werden – es nicht wert zu sein.

Doch nach meinem Neuanfang hat sich in mir Stück für Stück etwas Grundlegendes gewandelt. Von einem Menschen, der sich nicht annehmen konnte und der sich nicht mochte, wurde ich zu einem Menschen, der sich selbst in den Mittelpunkt seines Lebens stellt. Heute weiß und spüre ich, dass ich in meinem Leben der wichtigste Mensch bin. Dass kann ich aus vollem Herzen fühlen und sagen.

Um das zu erreichen, musste ich zunächst lernen ein Gefühl dafür zu entwickeln, was ich selbst möchte. Denn erst wenn ich mir meiner wahren Bedürfnisse bewusst bin, kann ich mich damit wichtig nehmen. Viel zu oft finden wir uns in Situationen wieder, in denen wir unser Herz verraten und Dinge nur deshalb tun, weil wir von anderen dafür geliebt werden wollen. Doch sind wir damit wirklich in der Liebe zu uns selbst? *„Nein."* Das habe ich deutlich für mich festgestellt.

So habe ich Schritt für Schritt gelernt immer mehr Momente zu schaffen und Situationen herbei zuführen, wo ich in Liebe zu mir handle. Und ich kann nur sagen, es tut unglaublich gut und es ist einfacher als wir alle glauben. Jeder kann es in seinem Alltag üben, so wie ich.

So umsorge ich mich von Herzen gerne selbst, indem ich um mich herum eine Gemütlichkeit erschaffe, so wie ich sie mag. Das entspricht nicht der vermeintlichen Gemütlichkeit, die mir die Möbelindustrie vorgibt. Im Gegenteil, meine Einrichtung in meinem Zuhause, ist so, wie ich es als angenehm empfinde und nicht wie der Trend es ansagt. Mein Trend bin ich. Was ich meiner Wohnung steht, entscheide ich. Kein Designer kann mir besser sagen, als ich, was ich mag. Und auch Freunde und Bekannte können nicht wirklich wissen, was mir gefällt. Daher lehne ich Geschenke zu feierlichen Anlässen meist freundlich ab. Wer hat es nicht schon erlebt, dass er etwas geschenkt bekam und sich danach verpflichtet fühlte, dieses Geschenk in seiner Wohnung aufzustellen. Auch ich habe mich früher davon leiten lassen. Und ich stellte mir immer öfter die Frage: *„Wie liebevoll bin ich dabei mit mir selbst?"* Die Antwort ist: *„Nein."* Heute weiß ich, dass solche Geschenke fremde Energien, die ich mir nicht ausgesucht habe und die ich meistens in meinem persönlichen Umfeld nicht um mich haben möchte. Das hat nichts mit der Person zu tun, die mich beschenkt hat, sondern mit dem Gegenstand. Schon oft habe ich Geschenke freundlich zurückgegeben mit dem Argument, dass ich sie nicht brauche. Meine innere Haltung ist dabei so entschlossen, dass mir in den meisten Fällen von Schenkenden Verständnis entgegengebracht wurde. Damit lernte ich meine Bedürfnisse wichtiger zu nehmen, als die der anderen.

In meiner Wohnung bin ich von dem umgeben, was mir gute Gefühle vermittelt und das sind wunderschöne Elfen, mit denen ich mich verbunden fühle. Sie geben mir Energie. Und ich habe große bunte Bilder von Engeln an den Wänden, bei deren Anblick ich Kraft und Liebe spüre.

In meinem Bett liege ich in bunter kuschliger Tinkerbell-Bettwäsche und es wartet dort ein großer blauer Delphin aus weichem Plüsch auf mich. Mit ihm kann ich schmusen, wenn mir danach ist. JA! Ich, der tätowierte, gepiercte und einst gewalttätige Roland, schmust und kuschelt gerne mit einem Plüschdelphin. Dadurch umarmt der **große Roland den kleinen Roland.** Das tut unglaublich gut, ich genieße es.

Auch in meiner Freizeitgestaltung achte ich darauf, das zu tun, was mir wirklich gut tut. Wenn ich beispielsweise im Sommer am Ufer eines Sees liege und die Sonne auf meiner nackten Haut spüre, dann ist das ein Moment, wo ich mit allen Sinnen spüre, wie die Liebe in mir wächst. Ich kann die Natur pur um mich herum genießen, das macht mich zufrieden und dadurch entstehen in mir Glücksgefühle.

So empfinde ich unglaubliche Freude in so simplem Dingen, wie in Cafes zu sitzen, Kakao zu trinken und Kuchen zu essen. Ich kann das heute mit so großer Freude genießen, dass ich sogar überlegt habe, mir das Motiv von Kaffee und Kuchen auf den Bauch tätowieren zu lassen. Ja, so intensiv kann ich heute Freude und Liebe fühlen.

Daher ist auch meine Kleidung ein Ausdruck dessen, wie ich bin – authentisch. Sie spiegelt, so wie meine Tätowierungen all die Lebensphasen wieder, die ich durchgemacht habe. Mit meiner Art mich zu kleiden fühle ich mich unglaublich wohl. So habe ich auch mein eigenes Logo **„Rock´n Roland"** oder **„RR"** als Aufdruck für einige meiner T-Shirts und Jacken kreiert. Ich bin eins mit meinem Namen und ich stehe zu mir. Auch darin zeigt sich Selbstliebe.

Es gibt so viele Möglichkeiten mit sich selbst gut zu sein. Und das ist weit entfernt vom allseits verteufelten Egoismus. Wenn ich liebevoll mit mir selbst bin, wie kann ich da egoistisch sein? Erst wenn ich einen Frieden in meinem Herzen spüre, kann ich Liebe empfinden und das auch an andere Menschen weitergeben. Umgekehrt funktioniert das nicht. Damit belügt man sich und andere.

Wenn ich schon morgens übelgelaunt aufstehe, mir keine Zeit für mich nehme, mir damit indirekt selbst die Faust ins Gesicht haue, indem ich all meine morgendlichen Bedürfnisse ignoriere, bin ich nicht in der Liebe zu mir selbst und kann ganz sicher auch keinen Funken davon an andere weiter geben. Es liegt nahe, dass ich dann genau das ernte, was ich ausstrahle. Eine schlechte Energie, die alles um mich herum vergiftet.

Ich beobachte gerne andere Menschen. Wenn ich ihnen ins Gesicht schaue – besonders in die Augen – erkenne ich oftmals so viel Traurigkeit, Leiden, Angespanntheit hinter ihrer freundlichen Fassade. Ihr äußeres Verhalten passt häufig nicht mit ihrem inneren Erleben zusammen, weil die gesamte Traurigkeit nach außen hindurch scheint. Es fehlt ihnen das leuchten und sie verkörpern einen Mangel an Liebe zu sich selbst und zu ihrem jeweiligen Tun. Mich ziehen Menschen an, die in eine helle Ausstrahlung haben, weil sie das Licht in ihrem Herzen tragen. Häufig sind das Menschen, die sich keine Gedanken darüber machen, wie sie sich zu verhalten haben, um von anderen geliebt zu werden. Es sind Menschen, die authentisch sind und die nichts unterdrücken müssen. Diese Menschen, die durch ihr leuchten eine Liebe zu sich selbst ausstrahlen, geben an ihre Umwelt und an ihre Mitmenschen sehr viel weiter. Im Kontakt mit diesen Menschen fühlt man sich wohl, weil von ihnen eine Wärme und Harmonie aus geht. Um als Mensch das zu verkörpern bedarf es einer gesunden Eigenliebe. Was kann es Schöneres geben?

Mein Schlüsselwort für die Liebe zu mir selbst heißt: **Genießen!** Ich habe gelernt den Genuss in meinem zuzulassen. Ich genießen mit allen Sinnen – so viel und so oft ich kann. Das heißt auch genießen ohne Reue und vor allem ohne Scham und Schuldgefühle. Genießen aus Liebe zu mir selbst und auch genießen aus Nächstenliebe. Nur so funktioniert das. Ich liebe mich erst mal selbst und kann dann auch andere lieben. Ich habe das selbst oft ausprobiert und ich sage euch – es funktioniert.

Indem ich es in meinem Leben zugelassen habe zu genießen und damit auch Freude empfinden zu dürfen, habe ich mich ein Stück weit selbst geheilt. Der *kleine Roland* in mir hat seine Fähigkeit zu genießen wieder entdeckt und endlich ganz bewusst an den *großen Roland* weitergegeben. Das fühlt sich wunderbar an. Dafür empfinde ich große Dankbarkeit.

Musik kann Seelen retten

Ich liebe Musik. Schon als ich ein kleiner Junge spielten Melodien für mich eine wichtige – ja sogar rettende – Rolle. Musik war und ist Balsam für meine Seele.

Die ersten Takte, an die ich mich erinnern kann, waren die Lieder der Amerikanerin Wanda Jackson, die Ende der 60er Jahre in Deutschland bekannt war. Mein Stiefvater hörte ihre Musik, wenn er abends von der Arbeit nachhause kam und so ging sie auch an mir nicht spurlos vorüber. Die Momente, in denen diese Melodien durch die Wohnung zogen, gehören zu den wenigen schönen Erinnerungen in meiner Kindheit und haben sich vielleicht gerade deshalb in mir so intensiv eigenprägt. Die raue und gleichzeitig sanfte Stimme von Wanda Jackson faszinierte mich, sie hüllte mich ein und streichelte meine Seele. Ein wohlig warmes Gefühl breitete sich in mir aus. Heute weiß ich, dass diese Klänge für mich damals einen wichtigen Ersatz verkörperten, für etwas, woran es mir in meiner Kindheit mangelte – an Liebe. Durch die weiblichen weichen Töne von Wanda Jackson durfte ich eine Art Ersatz für jene Nestwärme erfahren, die mir real von meinen Eltern vorenthalten blieb. So habe ich mich als kleiner Junge durch diese Musik emotional genährt und meine Seele damit am Leben gehalten. Musik erfüllt mich bis heute.

Man sieht es mir vielleicht nicht an, aber ich mag Connie Francis, Bernd Clüver, Christian Anders, Mouth & Mc Neal und viele andere Stars dieser Zeit. *„Liebeskummer lohnt sich nicht my darling“, „Eine neue Liebe ist wie ein neues Leben" „Schmetterlinge können nicht weinen"*. Je nach Gemütszustand, zieht es mich zurück zu dieser Musikrichtung und deutschen Schlagern der 60er und 70er Jahre. Ich empfinde dabei jedes Mal große Freude.

Doch zunächst entwickelte sich mein Musikgeschmack der Kindheit mit den Jahren in eine krassere Richtung, die all das an die Oberfläche schwemmte, was tief in mir schlummerte. Ohnmacht und daraus folglich Frustration und Wut. Mit MeatLoaf fing in meiner frühen

Jugend alles noch harmlos an. Das einprägsamste Lied aus dieser Zeit war für mich „*But out of Hell*". Wer es kennt, weiß, dass es sich dabei um härtere Klänge handelte. Und genau das hat mich angezogen. Anders als in Kinderjahren, wo mich die Musik innerlich erfüllte, so entdeckte ich nun als Jugendlicher in der Musik ein Ventil, um meine Gefühle nach außen zu bringen.

Und so dauerte es nicht lange, bis ich, beeinflusst von meinen Kumpels, meinen Musikgeschmack in Richtung Heavy Metall veränderte. Ich sog diesen harten Sound förmlich in mich auf. Vom Schlager zum Heavy Metall – was für eine Entwicklung. Doch schon bald stellte ich fest, dass mir auch die Heavy Metall Musik nicht mehr genügte. Ich wollte mehr – mehr Härte – mehr Ausdruck für das, was sich in mir immer größer zeigte, was tief brodelte und heraus wollte – Hass – purer Hass gegen mein Lebensumfeld und gegen die meisten Menschen, die darin lebten. Die Musik konnte nicht aggressiv genug sein, um meiner inneren Welt zu entsprechen. So zog es mich zu Extremen, zu Speed – und Trash Metall. Es half mir mich wenigstens ansatzweise selbst zu fühlen, wenn auch zunächst mit all den negativen Gefühlen in mir.

Als ich dann in die rechte Szene rutschte, begann ich passend dazu die Bösen Onkels zu hören. Damals spielten sie ausländerfeindliche Lieder und diese Texte hörten sich für mich gut an, weil sie mir die Möglichkeit boten ein Feindbild für meinen Hass fern von mir selbst zu entwickeln. Das geschah langsam und vor allem unbewusst. Das Gefühl, dass ich die enorme Wut in mir nun auf irgendjemanden – in dem Fall auf Ausländer – projizieren konnte, bot meiner wunden Seele Entlastung.

Hass zu fühlen, wenn er sich nicht auf einen selbst bezieht, ist sehr viel einfacher, als sich einzugestehen, dass man sich eigentlich selbst am meisten hasst.

Als Skinhead zog ich dann auch *Oi!* Musik in mein Leben. Das ist ursprünglich unpolitische rechte Musik, die in der Skinhead und Punkszene populär war. Anfangs war das für mich *„Spaß-Mucke"*, wie man das so lapidar abkürzt. Der Ursprung der Skinhead Musik ist paradoxer Weise in der farbigen Kultur zu finden und daraus entwickelten sich rechte Skinhead-Bands mit rechter Musik. Dadurch wurde *Oi!* Musik politisch und schließlich zur Musik für Skinheads. Doch auch diese Musik provozierte mit ihren Texten. Und wieder fand ich genau das anziehend, weil ich mich nach Rebellion sehnte. Ohne diese Musik hätte ich nicht gewusst wohin mit meiner Wut. Die harten Klänge der *Oi!* Musik begleiteten mich noch sehr lange. Sie waren für mich und mein Leben, für mein Fühlen, damals passend und heute noch.

Die Wende auch in meinem Musikgeschmack kam parallel mit dem Wandel in meinem Leben – mit dem Ende meiner Alkoholsucht. In dieser Zeit entschloss ich mich aus der Skinhead Szene auszusteigen. Ab und zu besuchte ich noch ein Skinhead-Konzert, hörte diese Texte voller Wut und Hass und spürte mehr und mehr, dass diese Musik nicht mehr meine Welt war. Diese Zeit war vorbei. Das führte sogar soweit, dass ich meine Schallplatten und CDs verkaufte und teilweise sogar wegwarf.

Das Neue durfte kommen und wieder war es ein Kumpel, der mich damals zu einer anderen Musikrichtung inspirierte. Er erzählte von einem **Psychobilly-Festival** und ich ließ mich überreden mitzufahren. Diese Musik, die ich bisher nur flüchtig kannte, war eine in dieser Lebensphase eine schöne Erfahrung. Die Fans dieser Musikrichtung taten mir gut, weil sie freundlich, kaum aggressiv, dafür jedoch teilweise ein bisschen verrückt waren. Bei ihnen gab es keine strengen Regeln und sie verschwendeten keine Zeit mit politischen Parolen, sondern es war Leichtigkeit, Party und Freude angesagt. Das war vollkommen anders, als ich das von früheren Skinhead-Konzerten kannte. Mir wurde bewusst, dass ich in der harten aggressiven Musik jahrelang zwar den Hass ausgelebt hatte, dafür jedoch viele andere Gefühle in mir unterdrückt hatte. Das konnte ich nun durch die

Psychobilly-Musik empfinden. Und durch meine immer noch vorhandene Liebe für Oldies entdeckte ich über den Rock`n Roll die **Rockabilly-Musik**. Das löste Freude und Glücksgefühle pur in mir aus. Meine einst kurz geschorenen Haare als Zeichen der Sympathie zur Szene der Glatzen, ließ ich länger wachsen. Aus meinen Haaren konnte ich nun eine Art Rockabilly Welle ins Haar formen. Seit vielen Jahren bin ich nun bekennender **Rockabilly- und Psychobilly** Fan, was man mir auch an meinem Kleidungsstil ansieht. Dennoch höre ich eine Mischung aus all den Musikrichtungen, die ich in den letzten 30 Jahren durchlebt habe. Von Schlager über Oldies, Heavy Metall, Hardcore oder **Oi!** Musik. Egal, was ich höre, ob sanft oder hart, es löst in mir keinen Hass mehr aus. Das Gegenteil ist der Fall. Diese Musik beruhigt mich. Wenn in mir heute in einer beliebigen Situation Gefühle von Wut ausgelöst werden, dann hilft mir Musik dabei meine Gefühle zu relativieren. So dienen mir heute harte Klänge dazu Aggressionen abzubauen. Es führt in mir zur Deeskalation – zur Entspannung.

Das schafft innerlich Platz für die Wahrnehmung weicherer Klänge. Und dadurch entsteht in mir wieder die Stimmung, um Schlager zu hören. Die Musik, die ich heute höre, ist also abhängig von meiner inneren Verfassung. Daher weigere ich mich auch das Radio einzuschalten, weil ich dort kaum Einfluss darauf habe, was mir vorgesetzt wird. Ich höre bei der Auswahl von Musik auf mein Herz. Im wahrsten Sinne des Wortes, höre ich also darauf, was mein Herz zum Singen bringt. Was will es in einem bestimmten Moment hören, was braucht es, das bekommt es durch die Musik. Besonders gerne genieße ich Musik in der Badewanne oder beim Autofahren, weil ich dadurch meine Gedanken schweifen lassen kann. Nicht selten kommen dabei Gefühle in mir hoch, die mich dazu bringen zu weinen. Das tut einfach richtig gut.

Arbeiten im Licht

Mein Arbeitsplatz ist ein ganz besonderes Geschenk in meinem Leben, für das ich große Dankbarkeit empfinde. Ich bin täglich von Menschen umgeben, die sich öffnen für ein Leben in Frieden und in Liebe mit sich und ihrer Umwelt. Das macht es mir natürlich leichter meinen eigenen inneren Frieden zu leben.

Dennoch spüre ich unter den Teilnehmern während meiner Arbeit häufig die Erwartung, dass ich unter diesen Bedingungen nun ganz besonders in Liebe und Harmonie mit mir selbst und allen Widrigkeiten des Lebens sein müsste. Doch ich erlebte es an mir und auch bei vielen anderen Menschen, die sich, so wie ich, aufgemacht haben, ihren ganz persönlichen Weg ins Licht zu gehen, dass es niemandem gelingt ununterbrochen in einen Zustand des absoluten inneren Friedens und in ausschließlicher Harmonie zu sein. Wer die vollkommende dauerhafte Erleuchtung erwartet, sucht umsonst und setzt sich enorm unter Druck. Auch wenn jeder von uns zahlreiche Themen und Wunden aus der Vergangenheit erkannt, angeschaut und aufgelöst hat, wenn er bereit ist sein Herz für sich und für die Liebe zu öffnen, so wird es dennoch immer wieder Situationen geben, die uns immer wieder unangenehme Gefühle, Wut und Ärger auslösen und uns in Prüfungen und Lernaufgaben führen. Das wird so bleiben bis wir unseren Körper verlassen. Doch ich weiß heute ganz bewusst, dass diese unangenehmen Gefühle kommen, um gesehen zu werden und um dann durch neue wunderbare Gefühle ersetzt zu werden.

Wenn ich diese Emotionen fühle, ist es umso schöner anschließend wieder Freude zu spüren. Damit fühle ich mich lebendig und authentisch. Das ist das Gesetz der Polarität. Alles hat zwei Pole. Beides gehört zusammen und bedingt sich einander. Wenn ein Pol abgespalten ist oder verdrängt wird, beispielsweise, wenn ich unangenehme Gefühle unterdrücke, weil ich mir möglicherweise auferlegt habe stets im vollkommenen Frieden mit mir zu sein, setze ich das Gesetz der Polarität außer Kraft. Ich beraube mich damit der wundervollen Erfahrung, dass ich als Schöpfer meines eigenen täglichen

Lebens in der Lage bin, diese Widersprüche beispielsweise von Wut und Freude immer wieder miteinander in Einklang zu bringen. Das Werkzeug dazu trage ich durch die Transformation in mir. Ich weiß, wie ich mit Emotionen umgehen kann. Das ist das Besondere daran und das macht den großen Unterschied zu dem, wie ich früher mit Gefühlen umgegangen bin. Damals erlebte ich sie unbewusst, war ihnen ausgeliefert und habe sie abgelehnt. Heute bin ich in der Lage, meine Emotionen als das zu erkennen, was sie sind. Gefühle, die gefühlt und angenommen werden wollen. Das, was sie brauchen, gebe ich ihnen. Ich gehe durch sie hindurch und am Ende steht der Anfang eines neuen Gefühls. Ich kann aus eigener Kraft nach einem Gewitter in mir – nach einem Reinigungsprozess – wieder in meine Freude und Liebe kommen. Es ist ein wunderbares Gefühl mir meiner eigenen Schöpferkraft bewusst zu sein. Und ich habe festgestellt, dass ich immer weniger Themen habe, die mich aufwühlen, je mehr ich anschaue und auflöse. Ich werde in vielen Situationen immer entspannter. Und so gehe ich täglich durch mein Leben und freue mich auf alle Gefühlen, die sich darin zeigen, weil ich mich durch sie weiterentwickeln kann.

In jedem Ende wohnt ein neuer Anfang

In diesem Buch habe ich meinen bisherigen Lebensweg erzählt, der mich von einer Kindheit und Jugend im Schattendasein durch wilde aufreibende Jahre hin zu einem Bewusstsein und einem Leben im Licht geführt hat. Ich habe erlebt, wie es sich anfühlt seelisch und körperlich am absoluten Tiefpunkt zu sein. Zudem habe ich dem Tod ins Auge geblickt und war bereit mein Leben loszulassen. Ich war ein Opfer, bis zu dem Augenblick als ich erkannte, dass *ich entscheide*, wie es mit mir und mit meinem Leben weiter geht.

Indem ich die Ursachen und Muster erkannte, die hinter meiner bisherigen selbstzerstörerischen Lebensführung standen, habe ich bewusst JA gesagt, zu dem, was war und ist in meinem Leben. Dadurch war es mir möglich, mich für alles Neue zu öffnen. Das war der Anfang meiner Transformation – meiner Veränderung – hin zu einem anderen schöneren und besseren Leben in Fülle und Frieden.

Egal, wie eure Startbedingungen in diesem Leben waren – ob sie leicht oder schwer, ob sie schön oder weniger schön waren – jeder hat die Möglichkeit das Allerbeste und Schönste aus seinem Leben zu machen, indem er bereit ist, sich für die Themen zu öffnen, die in seinem Leben angeschaut und gelöst werden möchten. Jeder von uns war vor seiner Geburt daran beteiligt seinen individuellen Seelenplan festzulegen und mit den zu lösenden Themen einverstanden. Damit sind wir auf diese Erde gekommen. Wenn wir uns dessen bewusst sind, erkennen wir den Auftrag und den Sinn in unserem Leben.

Jeder von uns kann sich jeden Tag neu entscheiden, ob er dazu JA sagen möchte oder ob er in seiner Opferrolle bleiben möchte. Jeder von uns hat eine Wahl.

Ich möchte jedem, der diese Zeilen liest, dazu ermutigen JA zu sich selbst und zu seinem Leben zu sagen, weil ich aus vollem Herzen sagen kann, dass es sich lohnt.

Es sind schon ein paar Jahre vergangen, wo das Buch geschrieben wurde. Ich bin mittlerweile wieder Vegetarier geworden, um einen besseren Draht nach oben zu haben. Dadurch bin ich feinfühliger und kann die Energien besser wahrnehmen. Mit 50 Jahren habe ich den Sinn und auch die Suche im Erden da sein für mich verstanden. Die Suche und alle meine Erfahrungen, dienten der Kraft und dem Christus in mir, den ich für mich wieder aktiviert habe.

Die nächsten Jahre meines Lebens, egal wie lange sie dauern werden, dienen dazu den Christus und das göttliche zu leben. Nach den zehn Geboten zu leben und ganz besonders die all umfassende Liebe. Das ist eine große Aufgabe und wird auch Zeit brauchen. Ich nehme diese Aufgabe mit Freude an und ich danke jetzt schon allen Menschen, die mich dabei unterstützen und daran teilhaben werden.

Ich danke den Menschen die meine Lehrmeister und Arsch Engel sein werden.

Auf Christus, die Liebe und das Leben.

Herzlichst euer Roland Kolb

Dank

Ein Dankeschön

an meine Mutter,
an meinen leiblichen Vater,
meinem Stiefvater,
meinem Bruder Gerold,
meiner Schwester Claudia,
meinem Halbbruder Daniel,
meiner Halbschwester Sarah
an Tessa Zeiler
und allen Menschen, denen ich begegnet bin,
die beteiligt waren für meinen Weg.

Herzlichen Dank euch allen.

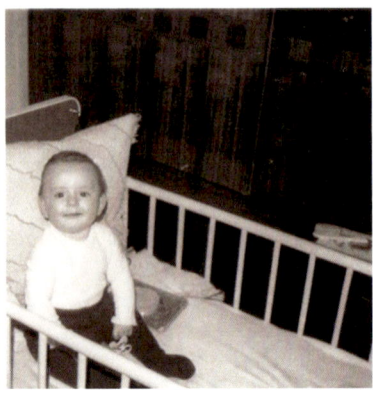

als Kleinkind

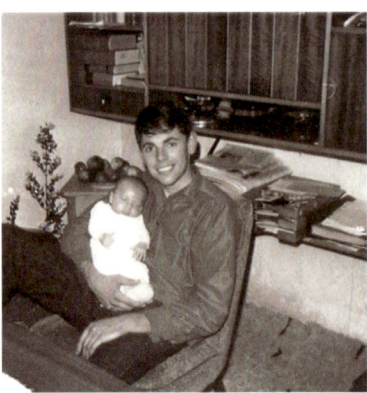

Mein leiblicher Vater und ich

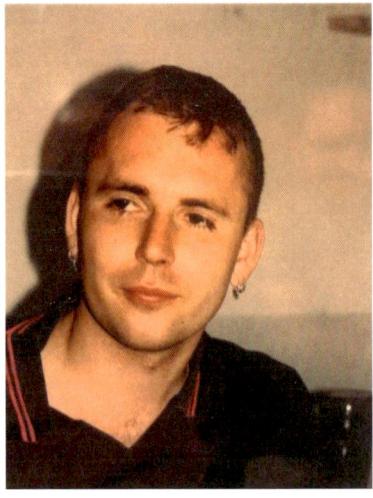

als Jugendlicher

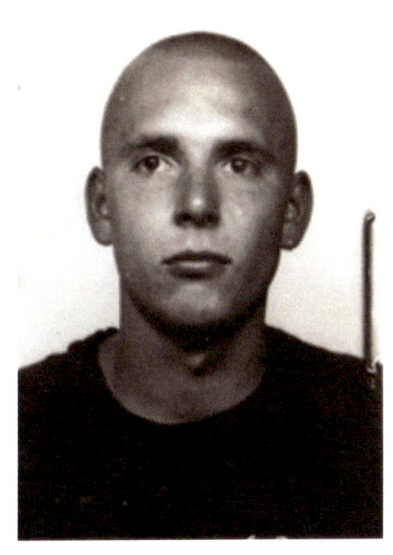
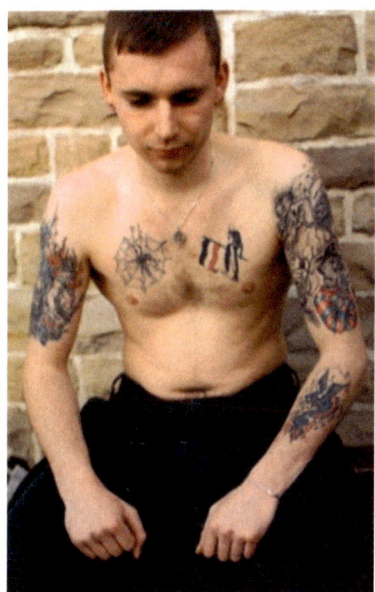

Skinhead – Glatzenjahre

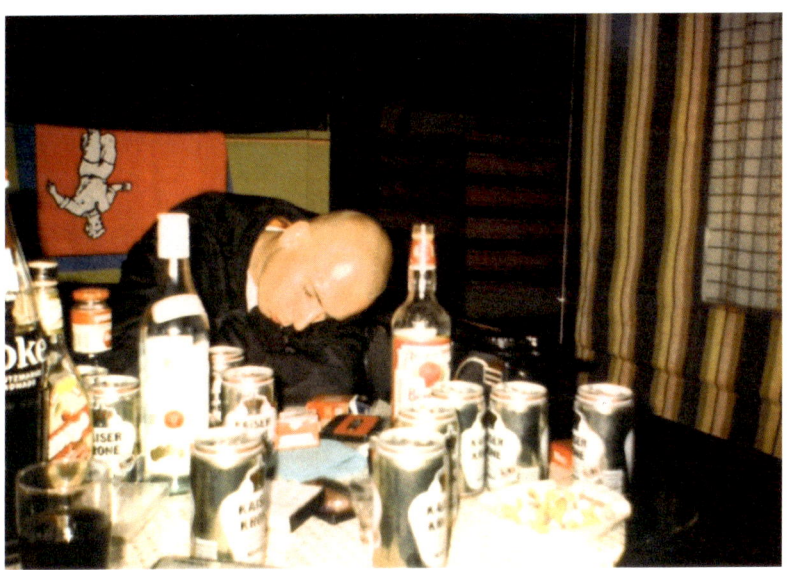

Der Absturz

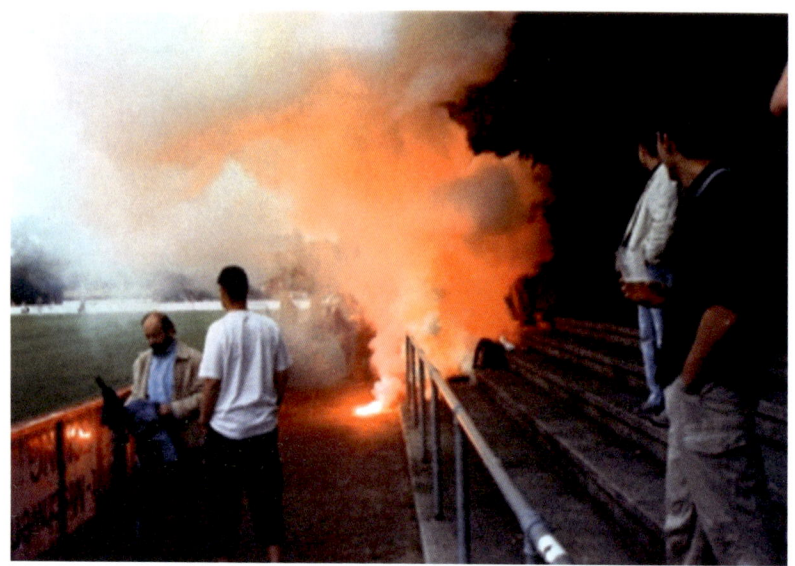

Unterwegs als Hooligans

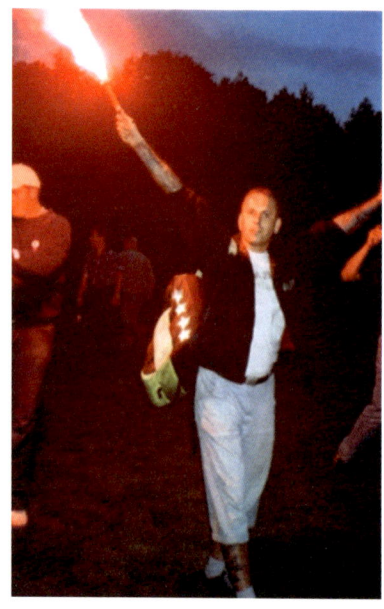

Relegationsspiel

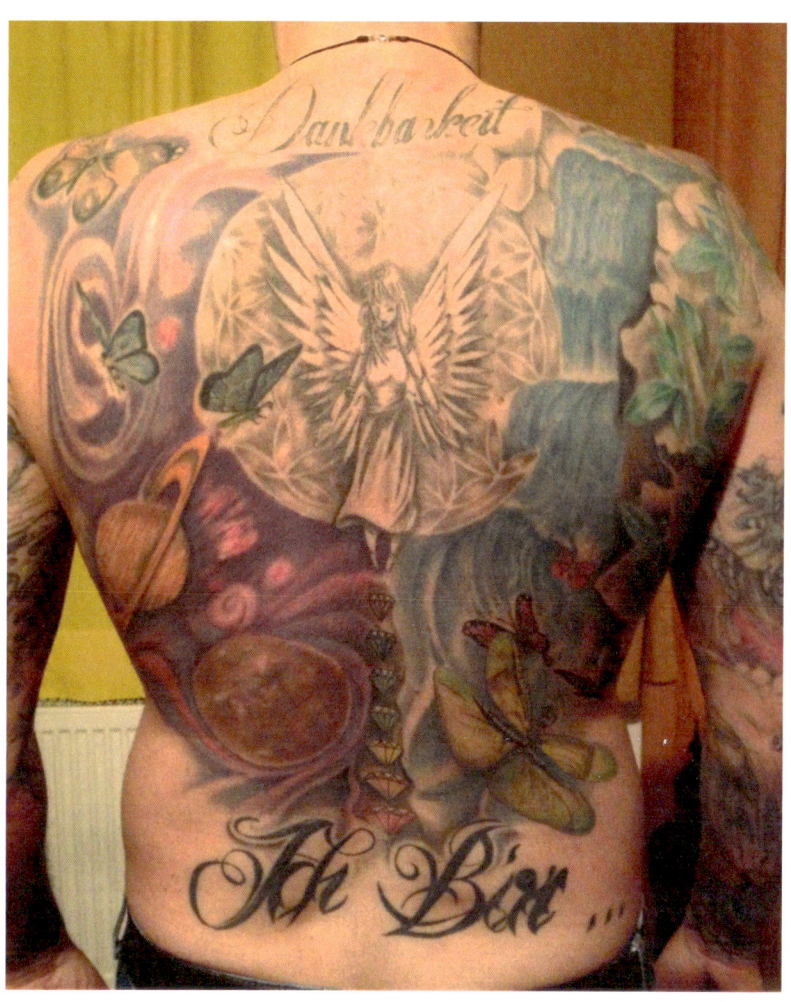

Der Rücken

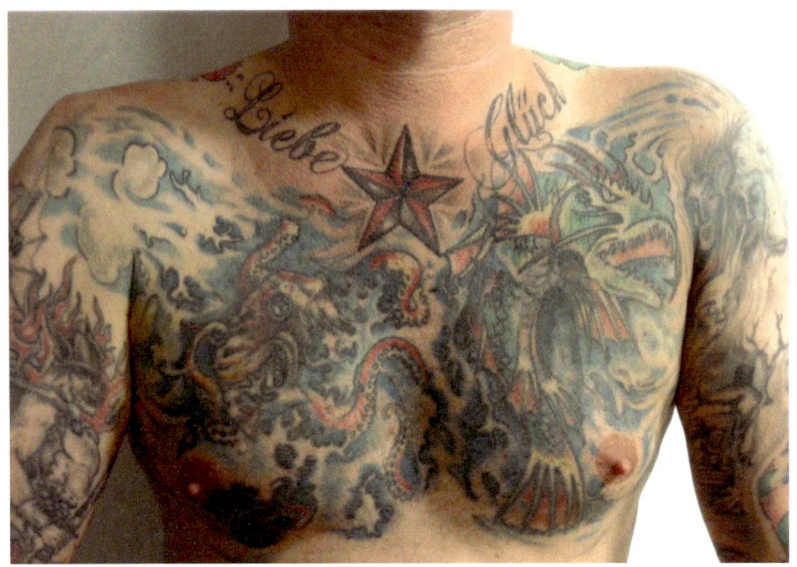

Brust

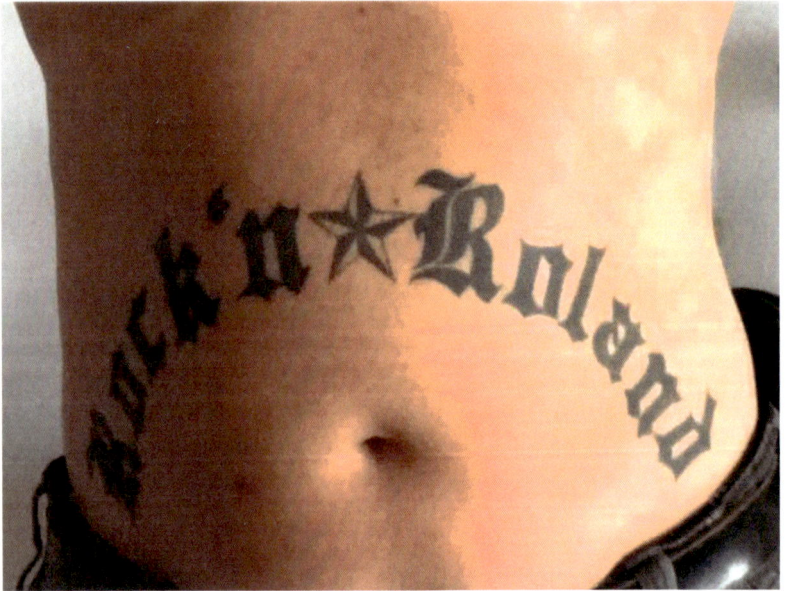

Bauch

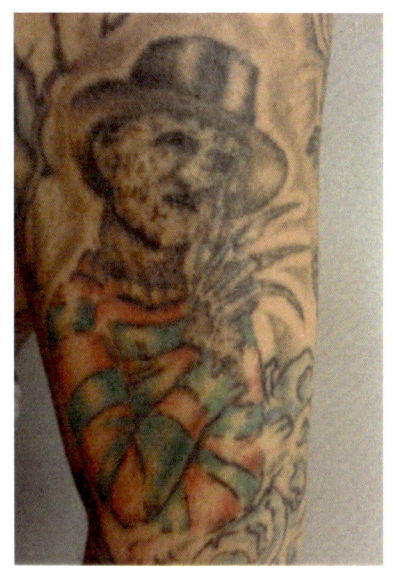
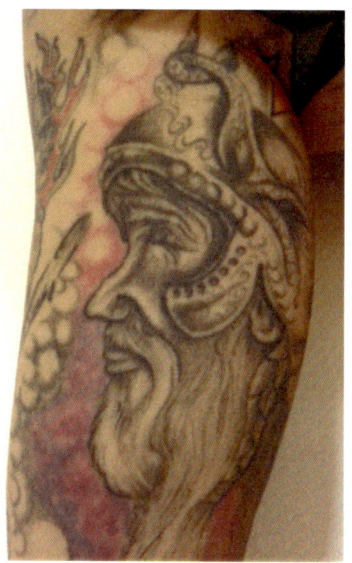

Rechter Arm

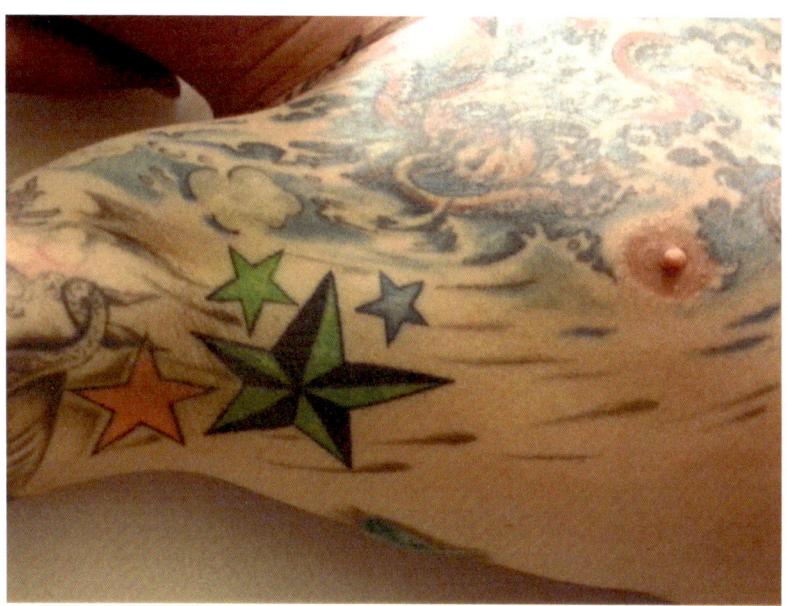

Achsel

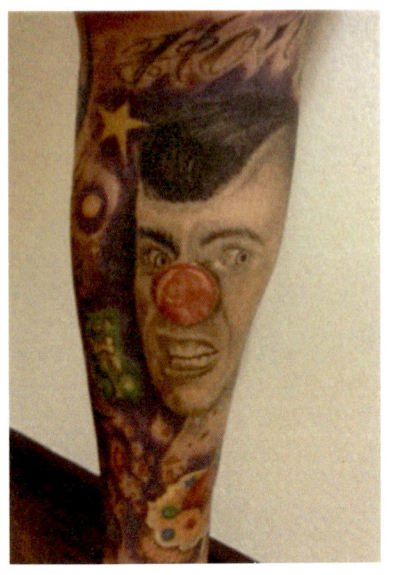

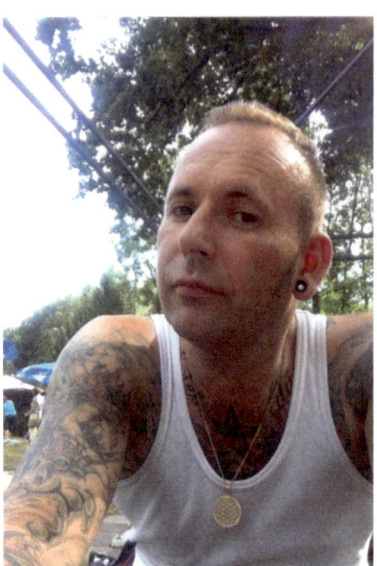

Bein

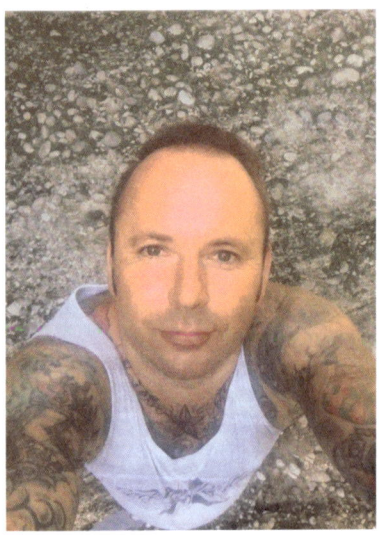

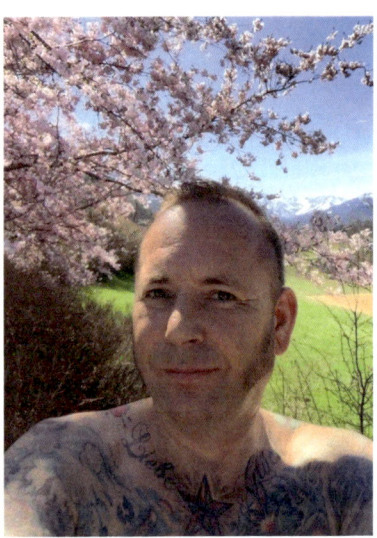